ZERO BELLLY CARTE

Mâncăruri delicioase pentru a stimula metabolismul, a arde grăsimile și a-ți transforma corpul

Marius Iancu

Drepturi de autor Material ©2023

Tot Drepturi Rezervat

Nu parte din aceasta carte Mai roagă-te folosit sau transmise în orice formă sau oraș orice mijloace fără cel potrivit scris consimțământul _ _ editorilor spirit drepturi de autor proprietar, cu exceptia pentru scurt citate folosit în A revizuire. Acest carte ar trebui să Notă roagă-te considerată A substitui pentru medical, legal, sau alte pr de esențial sfat.

CUPRINS

CUPRINS..3
INTRODUCERE..7
Mic dejun..9
1. cu burtă zero și sirop.......................................10
2. Briose pentru mic dejun cu bacon avocado......13
3. Scones portocale cu scorțișoară.......................16
4. Frittata cu ardei roșu, mozzarella și bacon......19
5. Plăcinte cu brânză și cârnați............................22
6. Mic dejun Quiche..25
7. Chicharrones con Huevos (coaja de porc și ouă)...27
8. Bol de mic dejun cu zmeură și cacao..............29
9. Vafe Gruyere cu ardei de Anaheim.................31
10. Cereale de cacao cu nuci................................33
11. Mic dejun Tacos...35
12. Omletă cu șuncă cu brânză și arpagic............37
13. Pizza Waffles...39
14. Omletă cu hamsii, spanac și sparanghel........41
15. Pâine cu dovleac cu burtă zero de toamnă.....43
16. Frozen Zero-Belly cicino...............................45
17. Ouă dulci și cremoase....................................47
18. Făină de ovăz fără burtă................................49
19. Brânză Cheddar acoperită cu aluat................51
20. Ouă fierte cu brânză......................................53
21. Placintă cu omletă cu cârnați de Mahón Kale...55
22. Omletă Monterey Bacon-Scallions................58
23. Briose cu bacon și avocado afumat de curcan...60
24. Mic dejun Chorizo Ardei...............................63
25. Mousse cremoasă de ciocolată și avocado....65
26. Clătite cu brânză cu smântână.......................67
27. Ouă omletă Vezuvius cu provolone..............69
28. Brioșe adorabile cu semințe de in de dovleac...71
29. Sunca la cuptor si oua omlete cu varza varza...74

30. Omletă cu ardei gras și șuncă..................................77
31. Clatite cu faina de chia..79
32. Chocó Mocha Chia Terci..81
33. Cafea Mic dejun de vis cu semințe de in...............83
34. Ciupercă Crimini cu ouă fierte Mic dejun..............85
35. Albușuri de ou și omletă cu spanac.......................87
Gustări și aperitive..89
36. Pancetta și ouă..90
37. Pizza Margherita Zero-Belly..................................93
38. Pizza ușoară, ușoară, cu brânză..........................95
39. Zero-Belly Trio Queso Quesadilla........................97
40. Slănină și brânză topită...99
41. Rula BLT...101
42. Pizza Portobello..103
43. Pizza cu busuioc și ardei gras..............................105
PĂSĂRI...108
44. Plăcintă cu pui..109
45. Pui Parmigiana Clasic..112
46. Friptură de pulpe de curcan................................114
47. Pui grecesc fiert lent...116
48. Pui prăjit învelit în bacon....................................118
49. Pui crocant la curry..120
50. Aripioarele perfecte de pui la cuptor.................122
51. Pui în sos Kung Pao...124
52. Pizza cu pui la gratar...126
53. Pui fiert lent Masala...128
54. Pui la cuptor cu unt...131
55. Pui parmezan..133
FRUCTE DE MARE..136
56. Snapper dulce-acru..137
57. Eglefin cremos..139
58. Merluciu prăjit..141
59. Pesto și somon de migdale..................................143
60. Lime Avocado Somon...145
61. Somon Glasat Susan Ghimbir.............................147

62. Creveți cu unt	149
63. Zero Belly Friendly	152
64. Avocado umplut cu ton	154
65. Fileuri de somon la cuptor	156
66. Somon cu crusta de nuca	159
67. Somon glazurat la cuptor	161
68. Burgeri cu somon	163
SUPE ȘI TOCHINE	**165**
69. Tocană de vită cu usturoi cu rozmarin	166
70. Tocană de pește cu Bouillabaisse	169
71. Tocană de vită și broccoli	172
72. Tocană de midii	174
73. Tocană cremoasă de pui și dovleac	176
74. Tocană de cartofi dulci	178
75. Tocană de tibie de vită	180
76. Tocană de pește cu ton	183
77. Cioda de conopida si branza	185
78. Cioda de pui cu bacon	188
DESERTURI	**191**
79. Tort Zephyr de dimineață	192
80. Biluțe cu unt de arahide	195
81. Blondii din seminţe de in pecan	197
82. Inghetata de ciocolata cu menta	200
83. Vafe cu nucă de cocos	202
84. Crema de ciocolata cu zmeura	204
85. Biscuiți cu alune de cacao crude	206
86. Briose Cheesecake cu Dovleac fără Păcat	208
87. Biscuiți acri de alune cu ceai de săgeată	210
88. Biscuiti Tartar Zero-Belly	212
89. Înghețată cu căpșuni sălbatice	214
90. Mini Cheesecakes cu Lămâie	216
91. Patrate cu unt de arahide fudgy	218
92. Patratele de lamaie si crema de nuca de cocos	220
93. Tort bogat cu unt de migdale și sos de ciocolată	222
94. Tort cu unt de arahide acoperit cu sos de ciocolata	224

SMOOTHIES..226
95. Smoothie verde cu nucă de cocos.......................227
96. Smoothie Diavolul Verde.......................................229
97. Green Dream Zero-Belly Smoothie.....................231
98. Smoothie cu țelină și nuci fără burtă..................233
99. Smoothie de lime și mentă...................................235
100. Smoothies cu varză cu grepfrut roșu.................237
CONCLUZIE..239

INTRODUCERE

Bun venit la Cartea de bucate Zero Belly! În această colecție de rețete hrănitoare, te invităm să pornești într-o călătorie către o tine mai sănătoasă. Abordarea Zero Belly se concentrează pe hrănirea corpului cu ingrediente sănătoase care promovează un metabolism echilibrat, ajută la arderea grăsimilor și susțin starea generală de bine. Această carte de bucate este ghidul tău pentru a crea mese delicioase care te vor ajuta să-ți atingi obiectivele de sănătate și fitness.

La Zero Belly, credem că mâncarea poate fi atât hrănitoare, cât și satisfăcătoare. Am creat o colecție de rețete care acordă prioritate ingredientelor care sunt bogate în nutrienți și aromă, în timp ce sunt sărace în zaharuri adăugate, grăsimi nesănătoase și ingrediente artificiale. Aceste rețete sunt concepute pentru a vă ajuta să vă optimizați metabolismul, să susțină o digestie sănătoasă și să obțineți un corp mai slab și mai sănătos.

În aceste pagini, veți găsi o varietate de rețete delicioase care cuprind o gamă largă de arome, texturi și bucătării. De la mic dejun copios și salate vibrante până la feluri principale aromate și deserturi fără vinovăție, am creat o colecție diversă de mese care vă vor menține mulțumit și plin de energie pe tot parcursul zilei. Fiecare rețetă este realizată cu atenție pentru a vă oferi un echilibru de macronutrienți, vitamine și minerale, fiind în același timp delicioasă și ușor de preparat.

Dar această carte de bucate este mai mult decât o simplă compilație de rețete sănătoase. Vă vom ghida prin principiile abordării Zero Belly, vă vom împărtăși sfaturi despre selecția ingredientelor, vă vom oferi strategii pentru planificarea mesei și vă vom oferi informații despre știința din spatele hrănirii corpului pentru o sănătate optimă. Scopul nostru este de a vă împuternici să faceți alegeri informate cu privire la alimentele pe care le consumați și de a crea o abordare durabilă și plăcută a alimentației sănătoase.

Așadar, fie că doriți să pierdeți câteva kilograme, să vă creșteți nivelul de energie sau pur și simplu să adoptați un stil de viață mai sănătos, lăsați Cartea de bucate Zero Belly să vă fie însoțitorul în această călătorie. Pregătește-te să-ți hrănești corpul cu mese delicioase care vor transforma felul în care arăți, simți și trăiești.

Mic dejun

1.cu burtă zero si sirop

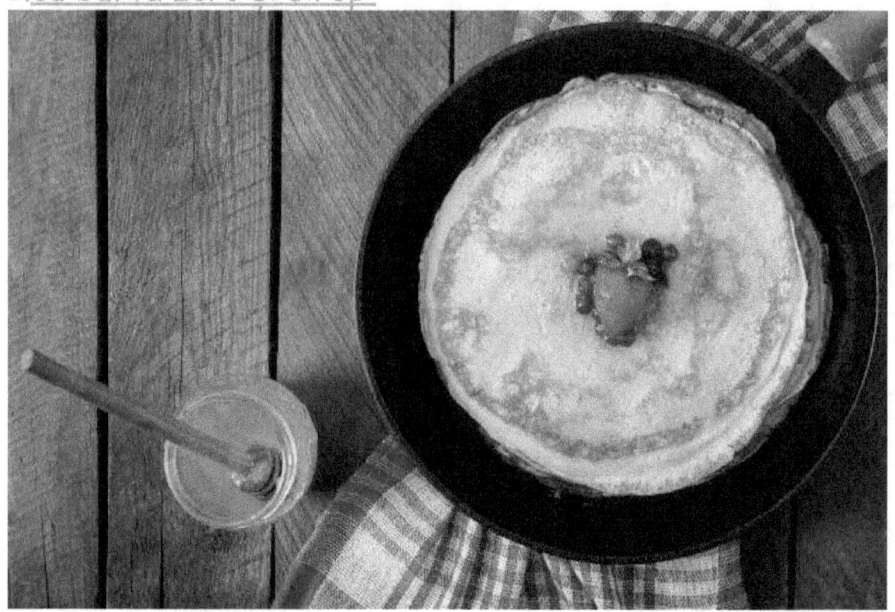

Timp total: 30 MIN| Portie: 5

INGREDIENTE:
PENTRU SIROP:
- 2 linguri sirop de artar, fara zahar
- ½ cană de sirop de fibre Sukrin

PENTRU CLATITE:
- 4 ouă, mari
- 2 linguri de eritritol
- ½ lingurita bicarbonat de sodiu
- 3/4 cană unt de nuci la alegere
- 1/3 cană lapte de cocos
- 2 linguri ghee
- 1 lingurita scortisoara

INSTRUCȚIUNI:
- Adăugați siropul de arțar și siropul de fibre de zahăr într-un borcan sau un castron mic și amestecați cu o lingură până se combină. Acoperiți borcanul și lăsați deoparte până este nevoie.
- Pune ouăle, eritritol, bicarbonatul de sodiu, laptele de cocos, untul de nuci și scorțișoara pudră într-un robot de bucătărie și pasează până se omogenizează.
- Încălziți ghee într-o tigaie antiaderentă și folosiți aproximativ ¼ de cană per clătită. Gătiți până când clătitele se întăresc, apoi întoarceți și terminați de gătit; pune pe o farfurie.
- Repetați cu restul de aluat și farfurie.
- Acoperiți cu sirop și serviți.

NUTRIȚIE: Calorii 401 | Grăsimi totale 32,5g | Carbohidrați neți: 3,6 g | Proteine 12,8g | Fibre 5,3 g)

2.Briose pentru mic dejun cu bacon avocado

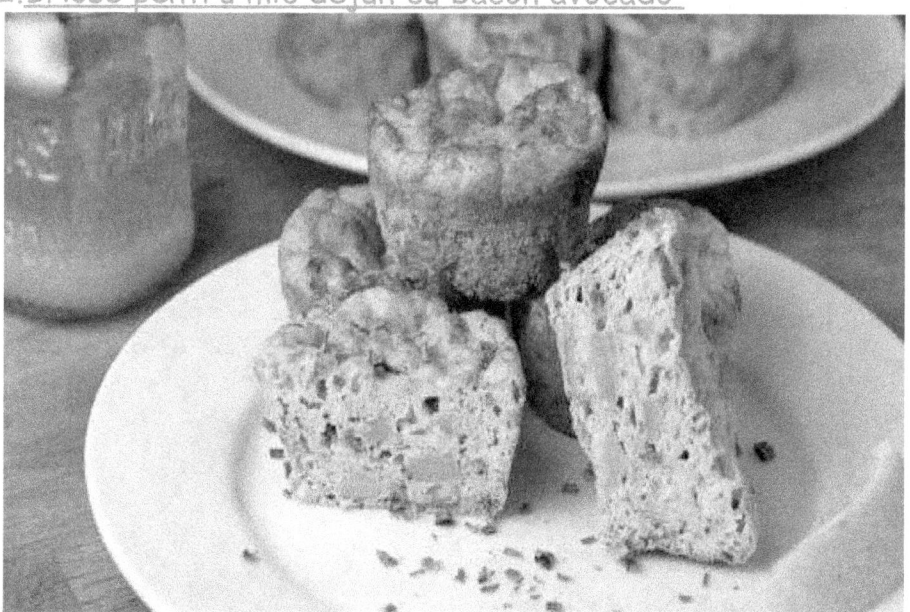

Timp total: 41 MIN| Porții: 16)

INGREDIENTE:
- ½ cană făină de migdale
- 1 ½ linguriță pulbere de coajă de psyllium
- 4,5 oz brânză Colby Jack
- 1 lingurita praf de copt
- 1 lingurita usturoi, taiat cubulete
- 1 linguriță de arpagic, uscat
- 3 tulpini de ceapa primavara
- 1 lingurita coriandru, uscat
- ¼ linguriță fulgi de chili roșu
- Sare si piper
- 1 ½ lingură suc de lămâie
- 5 ouă
- ¼ cană făină din semințe de in
- 1 ½ cană lapte de cocos, din cutie
- 5 felii de bacon, taiate fasii
- 2 avocado, tăiate cubulețe
- 2 linguri de unt, organic

INSTRUCȚIUNI:
- Adaugă într-un castron făină, condimente, sucul de lămâie, ouă, făină din semințe de in și lapte de cocos. Se amestecă până se combină bine.
- Încinge o tigaie și gătește fâșii de bacon până devin crocante, apoi adaugă untul și avocado.
- Adăugați amestecul de bacon și avocado în aluat și amestecați.
- Puneți două forme de 350 F și ungeți deasupra formelor pentru cupcake.

- Adăugați aluatul în forme și coaceți timp de 26 de minute. Se ia din cuptor și se răcește înainte de a se scoate din matriță.
- Servi. Resturi mari la frigider.

NUTRIȚIE: Calorii 163 | Grăsimi totale 14,1 g | Carbohidrați neți: 1,5 g | Proteine 6,1 g | Fibre 3,3 g)

3. Scones portocale cu scorțișoară

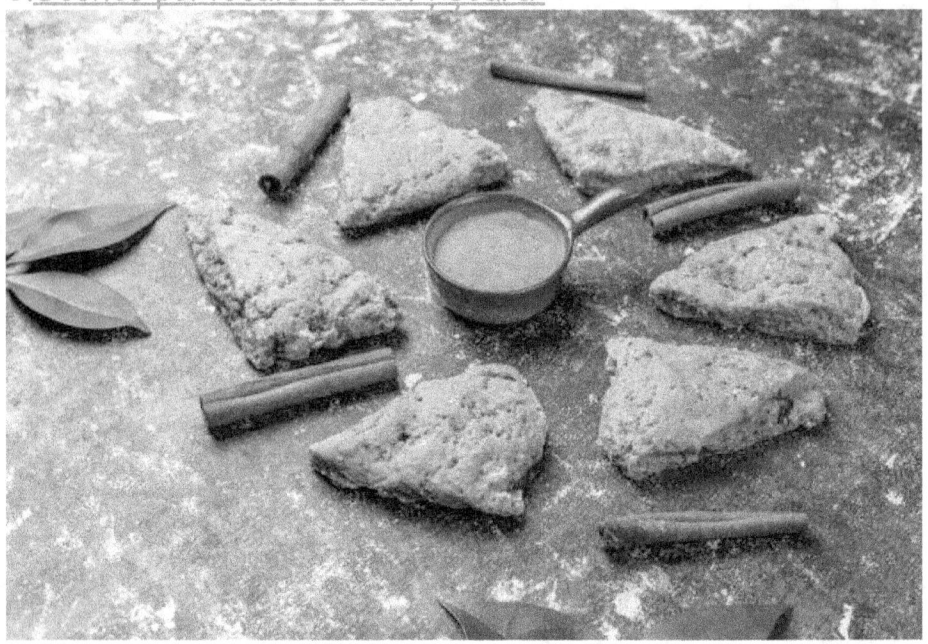

Timp total: 30 MIN| Porții: 8)

INGREDIENTE:
- 1 lingura de seminte de in auriu
- 1 ½ linguriță scorțișoară
- ½ linguriță sare
- 7 linguri + 1 lingura faina de cocos
- ½ linguriță praf de copt
- Zeste de la o portocală
- ¼ cană unt, nesărat, tăiat cubulețe
- ¼ cană eritritol
- ¼ lingurita stevia
- 2 oua
- 2 linguri sirop de artar
- ½ linguriță gumă xantan
- 1/3 cană smântână groasă
- 1 lingurita vanilie

PENTRU GLAURA:
- 20 de picături de stevie
- 1 lingura suc de portocale
- ¼ cană unt de cocos

INSTRUCȚIUNI:
- Vezi mai sus două 400 F.
- Pune toate ingredientele uscate într-un castron, cu excepția xantanului și a 1 lingură făină de cocos. Adăugați untul în amestecul uscat și amestecați pentru a se combina.
- Combinați îndulcitorul și ouăle până se amestecă bine și au o culoare deschisă. Se pun in siropul de artar, restul de faina, guma xantan, smantana grea si vanilia; se amestecă până se combină și se densă.

- Adăugați amestecul umed până la uscat, rezervând 2 linguri de lichide, amestecați împreună și adăugați scorțișoară și folosiți mâinile pentru a forma amestecul în aluat. Formați o minge și apăsați într-un tort ca o formă. Tăiați în 8 bucăți.
- Puneți pe o foaie de copt căptușită și folosiți lichid rezervat pentru a peria partea de sus a scones-urilor.
- Coaceți 15 minute, scoateți din cuptor și răciți.
- Pregătiți glazura și turnați peste scones înainte de servire.

NUTRIȚIE: Calorii 232 | Grasimi totale 20g | Carbohidrați neți: 3,3 g | Proteine 3,3 g | Fibre: 4,3 g)

4. Frittata cu ardei roșu, mozzarella si bacon

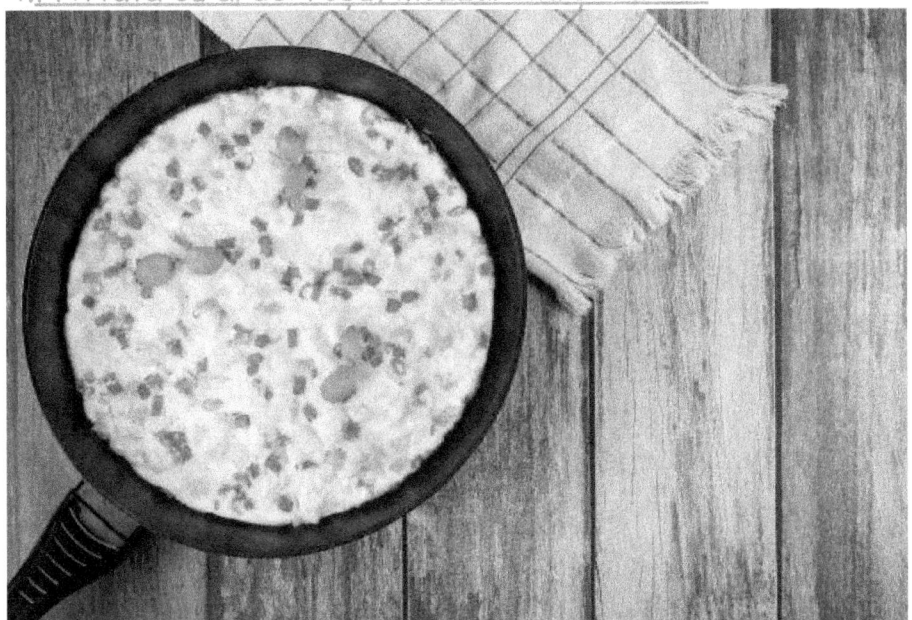

Timp total: 35 MIN| Servire: 6

INGREDIENTE:
- 1 lingura ulei de masline
- 7 felii de bacon
- 1 ardei gras rosu, tocat
- ¼ cană smântână groasă
- ¼ cană parmezan, ras
- 9 ouă
- Sare si piper
- 2 linguri patrunjel, tocat
- 4 căni de ciuperci Bella, mari
- ½ cană busuioc, tocat
- 4 oz brânză mozzarella, tăiată cubulețe
- 2 oz brânză de capră, tocată

INSTRUCȚIUNI:
- Vezi mai sus două 350 F.
- Încinge uleiul de măsline într-o tigaie, apoi adaugă bacon și gătește timp de 5 minute până se rumenește.
- Adăugați ardei roșu și gătiți timp de 2 minute până când se înmoaie. În timp ce ardeiul se gătește, adăugați smântâna, parmezanul, ouăle, pătrunjelul, sare și piper într-un castron și amestecați pentru a se combina.
- Adăugați ciupercile în oală, amestecați și gătiți timp de 5 minute până când se înmoaie în grăsime. Adăugați busuioc, gătiți timp de 1 minut apoi adăugați mozzarella.
- Adăugați amestecul de ouă și folosiți o lingură pentru a muta ingredientele, astfel încât oul să ajungă pe fundul cratiței.

- Acoperiți cu brânză de capră și puneți la cuptor timp de 8 minute, apoi coaceți timp de 6 minute.
- Folosiți un cuțit pentru a scoate marginile frittatei din tigaie și așezați-le pe o farfurie și feliați.

NUTRIȚIE: Calorii 408 | Grăsimi totale 31,2 g | Carbohidrați neți: 2,4 g | Proteine 19,2 g | Fibre: 0,8 g)

5.Plăcinte cu brânză și cârnați

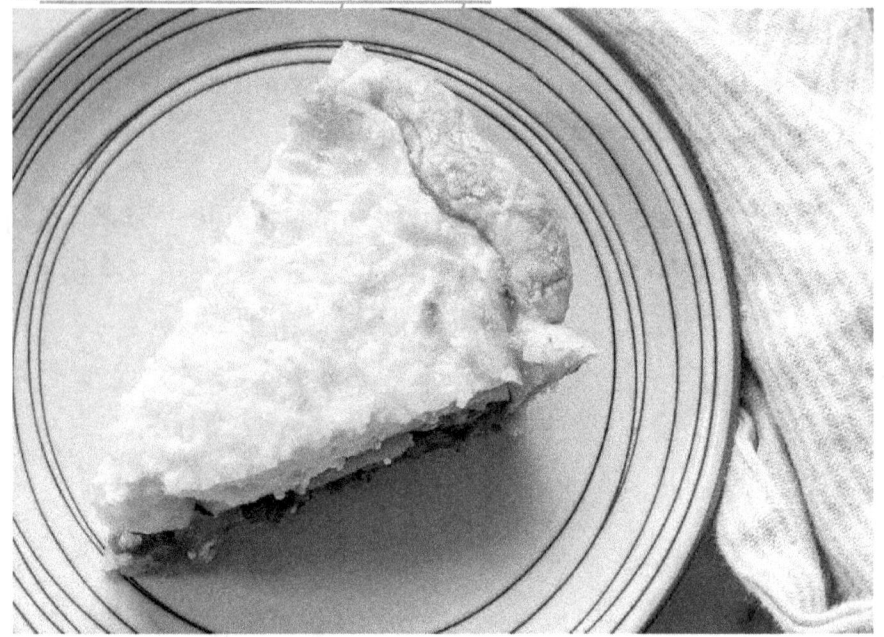

Timp total: 40 MIN| Servire: 2

INGREDIENTE:
- 1 ½ bucăți de cârnați de pui
- ½ linguriță rozmarin
- ¼ lingurita bicarbonat de sodiu
- ¼ cană făină de cocos
- ¼ lingurita piper cayenne
- 1/8 lingurita sare
- 5 gălbenușuri de ou
- 2 linguri de suc de lamaie
- ¼ cană ulei de cocos
- 2 linguri lapte de cocos
- ¾ brânză cheddar, rasă

INSTRUCȚIUNI:
- Vezi mai sus două 350 F.
- Tăiați cârnații, încălziți tigaia și gătiți cârnații. În timp ce cârnații se gătesc, combinați toate ingredientele uscate într-un castron. Într-un alt bol combinați gălbenușurile de ou, sucul de lămâie, uleiul și laptele de cocos. Adăugați lichide la amestecul uscat și adăugați ½ cană de brânză; se pliază pentru a se combina și se pune în 2 rame.
- Adăugați cârnați gătiți în aluat și folosiți o lingură pentru a împinge amestecul.
- Coaceți 25 de minute până devin aurii deasupra. Acoperiți cu brânză rămasă și puneți la grătar timp de 4 minute.
- Serviți cald.

NUTRIȚIE: Calorii 711 | Grăsimi totale 65,3 g | Carbohidrați neți: 5,8 g | Proteine 34,3 g | Fibre: 11,5 g)

6. Mic dejun Quiche

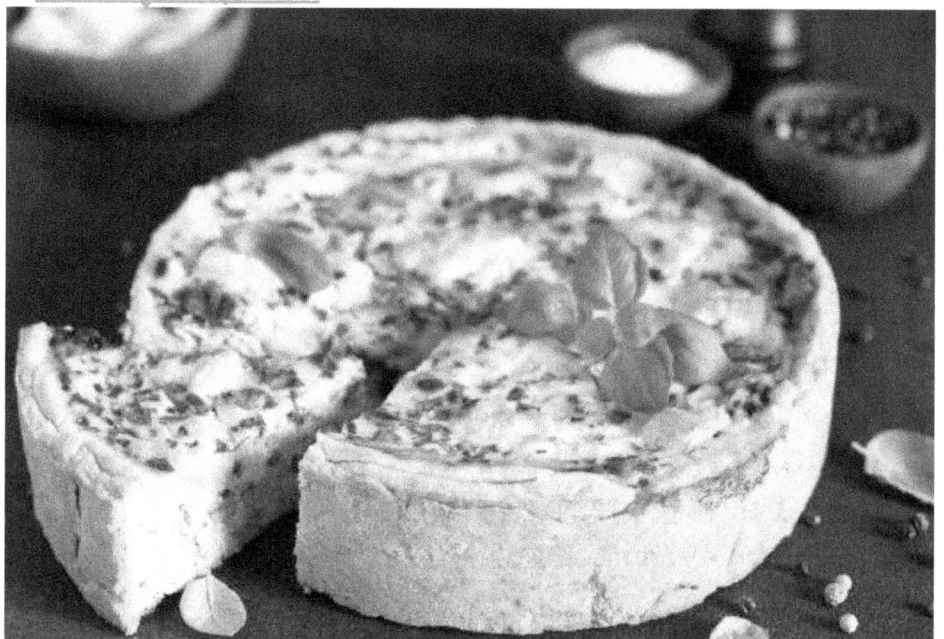

Timp total: 30 MIN | Servire: 2

INGREDIENTE:
- 3 linguri ulei de cocos
- 5 ouă
- 8 felii de bacon, fierte si tocate
- ½ cană smântână
- 2 cani de spanac baby, tocat grosier
- 1 cană ardei roșu, tocat
- 1 cana ceapa galbena, tocata
- 2 catei de usturoi, tocati
- 1 cană ciuperci, tocate
- 1 cană brânză cheddar, rasă
- Sare

INSTRUCȚIUNI:
- Preîncălziți cuptorul la 375 F.
- Într-un castron mare, amestecați toate legumele, inclusiv ciupercile.
- Într-un alt castron mic, batem cele 5 ouă cu smântâna
- Puneți cu grijă amestecul de legume într-o tavă de brioșe acoperită cu spray de gătit, acoperiți cu ouă și brânză până la ¾ din formele de brioșe. Se presara deasupra cu bacon tocat.
- Se da la cuptor pentru 15 minute sau până când partea de sus a quiche-ului este fermă.
- Se lasa sa se raceasca cateva minute inainte de servire.

NUTRIȚIE: Calorii 210 | Grăsimi totale 13g | Carbohidrați neți: 5g | proteine 6g)

7. Chicharrones con Huevos (coajă de porc și ouă)

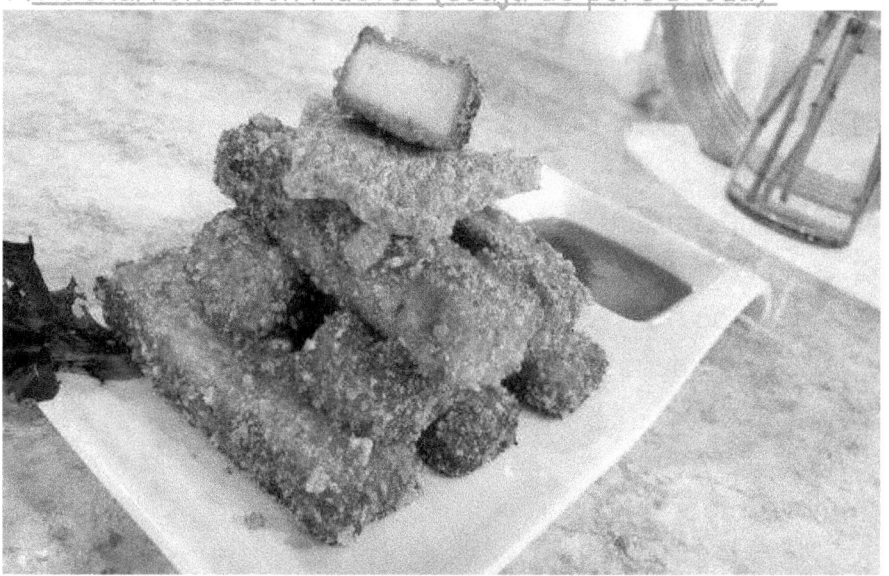

Timp total: 30 MIN| Servire: 3

INGREDIENTE:
- 4 felii de bacon
- 1,5 oz coji de porc
- 1 avocado, cuburi
- ¼ cană ceapă, tocată
- 1 rosie, tocata
- 2 ardei jalapeno, semințele îndepărtate și tocate
- 5 ouă
- ¼ cană coriandru
- Sare si piper

INSTRUCȚIUNI:
- Încălziți tigaia și gătiți baconul până devine ușor crocant. Scoateți din oală și puneți deoparte pe prosoape de hârtie.
- Adăugați în oală coji de porc împreună cu ceapa, roșiile, ardei și gătiți timp de 3 minute până când ceapa este moale și limpede.
- Adăugați coriandru, amestecați ușor și adăugați ouăle. Se amestecă ouăle și apoi se adaugă avocado și se pliază.
- Servi.

NUTRIȚIE: Calorii 508 | Grasimi totale 43g | Carbohidrați neți: 12g | Proteine 5 g | Fibre: 5,3 g)

8. Bol de mic dejun cu zmeură și cacao

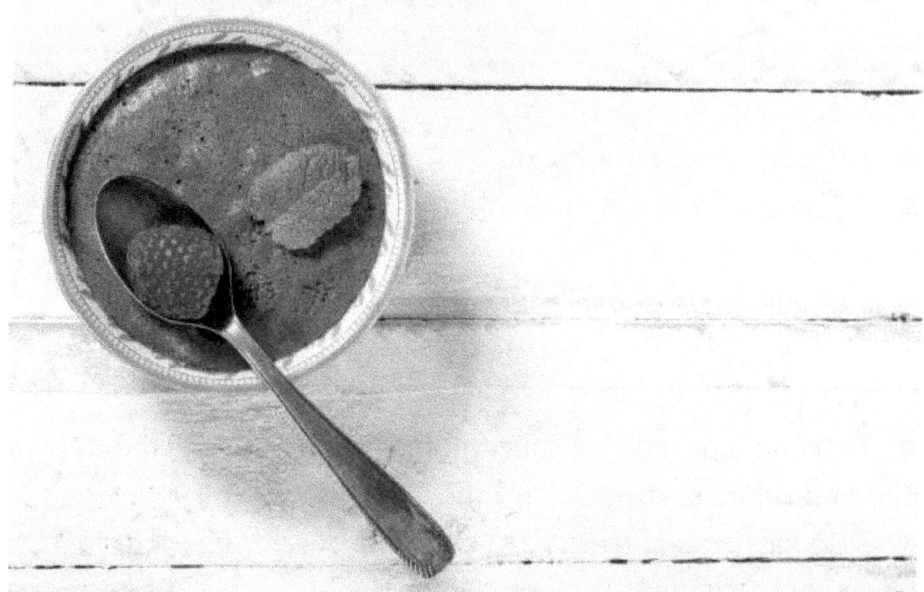

Timp total: 40 MIN| Servire: 1

INGREDIENTE:
- 1 cană lapte de migdale
- 1 lingura pudra de cacao
- 3 linguri de seminte de chia
- ¼ cană zmeură
- 1 linguriță de agave sau xilitol

INSTRUCȚIUNI:
- Într-un castron mic, combinați laptele de migdale și pudra de cacao. Amesteca bine.
- Adăugați semințele de chia în bol și lăsați-le să se odihnească timp de 5 minute.
- Folosind o furculiță, pufă amestecul de chia și cacao și apoi pune la frigider pentru cel puțin 30 de minute.
- Se serveste cu zmeura si deasupra un strop de agave

NUTRIȚIE: Calorii 230 | Grasimi totale 20g | Carbohidrați neți: 4g | proteine 15 g)

9.Vafe Gruyere cu ardei de Anaheim

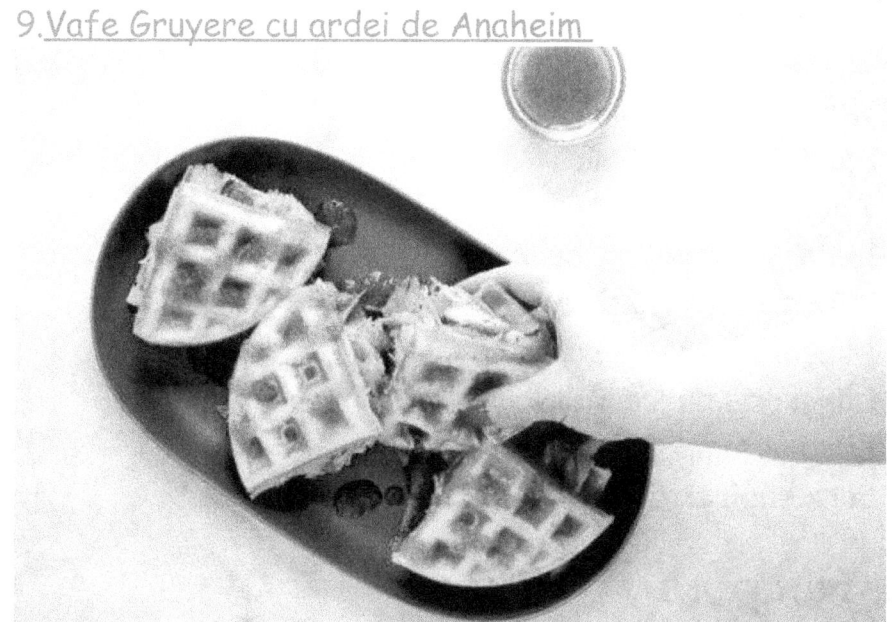

Timp total: 16 MIN| Servire: 2

INGREDIENTE:
- 1 ardei Anaheim mic
- 3 oua
- 1/4 cană cremă de brânză
- 1/4 cană brânză Gruyere
- 1 lingura faina de cocos
- 1 lingurita pudra Metamucil
- 1 lingurita praf de copt
- Sare si piper dupa gust

INSTRUCȚIUNI:
- Într-un blender, amestecați toate ingredientele, cu excepția brânzei și a ardeiului Anaheim. După ce ingredientele s-au amestecat bine, se adaugă brânza și piper. Se amestecă bine până când toate ingredientele sunt bine amestecate.
- Încălzește-ți fierul de vafe; turnați amestecul de vafe și gătiți 5-6 minute. Se serveste fierbinte.

NUTRIȚIE: Calorii 223,55 | Grasimi totale 17g | Carbohidrați neți: 5,50 g | proteine 11 g)

10. Cereale de cacao cu nuci

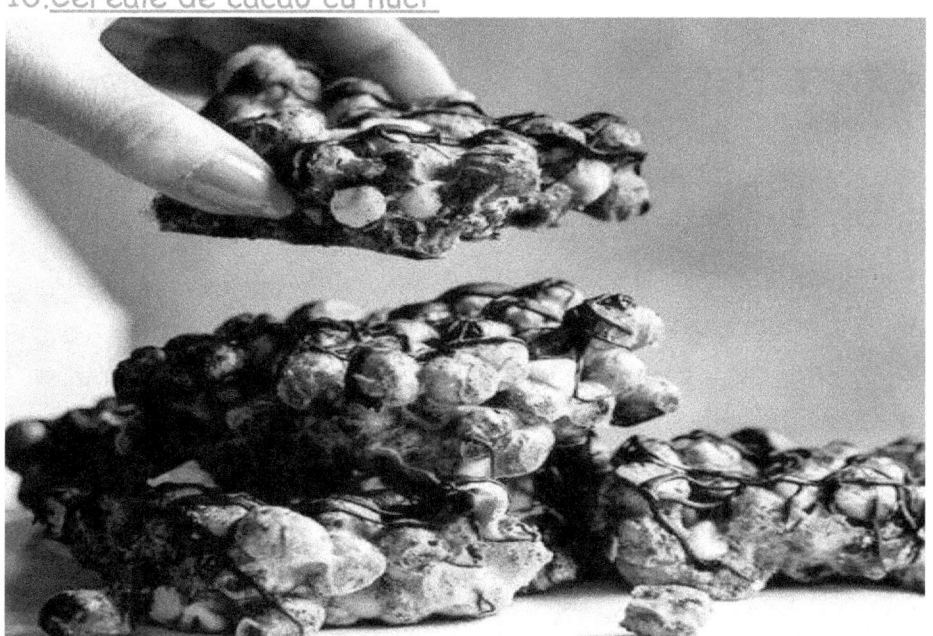

Timp total: 12 MIN| Servire: 2

INGREDIENTE:
- 3 linguri de unt organic
- ¾ cană nuci prăjite, tocate grosier
- ¾ cană nuci de macadamia prăjite, tăiate grosier
- ½ cană bucăți de nucă de cocos, neîndulcite
- ½ lingurita stevia (optional)
- 2 cani de lapte de migdale
- 1/8 lingurita sare

INSTRUCȚIUNI:
- Topiți untul într-o oală la foc mediu. Adăugați nucile prăjite în oală și amestecați timp de 2 minute.
- Adăugați nuca de cocos mărunțită în oală și continuați să amestecați pentru a vă asigura că nu arde ingredientele.
- Stropiți cu stevia (dacă folosiți) și apoi turnați laptele în oală. Adauga sare. Amesteca din nou si stinge focul.
- Lăsați să se odihnească timp de 10 minute pentru a lăsa ingredientele să se înmoaie în lapte înainte de servire.

NUTRIȚIE: Calorii 515 | Grăsimi totale 50,3 g | Carbohidrați neți: 14,4 g | Proteine 6,5 g | Fibre: 7,3 g)

11. Mic dejun Tacos

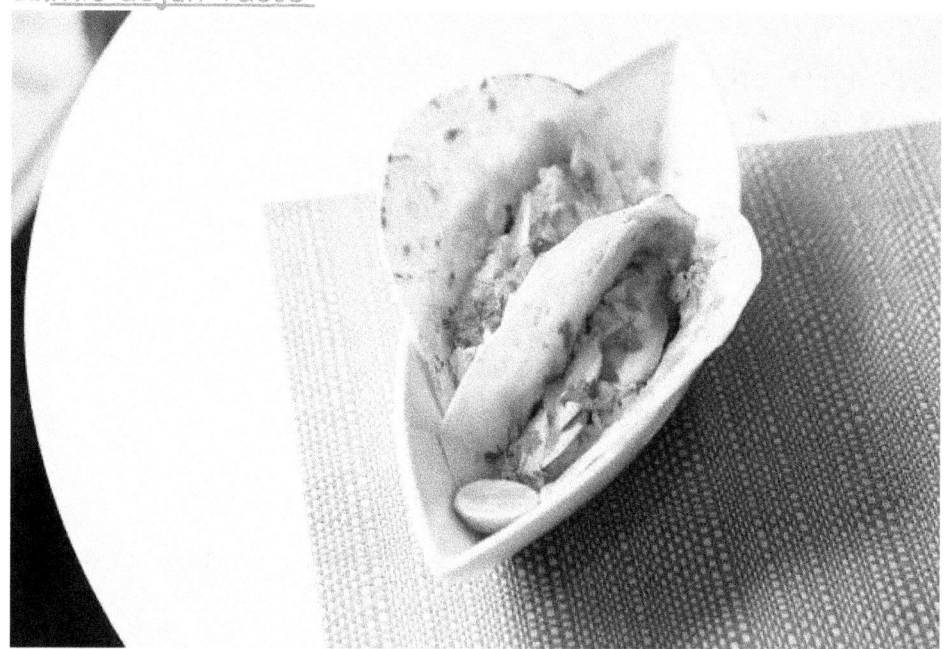

Timp total: 25 MIN| Servire: 3

INGREDIENTE:

- 3 fasii de bacon
- 1 cană de brânză mozzarella, mărunțită
- 2 linguri de unt
- 6 ouă
- Sare si piper
- ½ avocado, tăiat cubulețe
- 1 oz brânză cheddar, mărunțită

INSTRUCȚIUNI:

- Gatiti baconul pana devine crocant, puneti deoparte pana este nevoie.
- Încinge o tigaie antiaderentă și pune 1/3 cană de mozzarella în tigaie și gătește timp de 3 minute până se rumenește pe margini. Puneți o lingură de lemn într-un castron sau o oală și folosiți clești pentru a ridica taco cu brânză din oală. Repetați cu restul de brânză.
- Topiți untul într-o tigaie și amestecați ouăle; folosește piper și sare pentru a asezona.
- Pune ouăle în coajă călită și acoperiți cu avocado și bacon.
- Acoperiți cu cheddar și serviți.

NUTRIȚIE: Calorii 443 | Grăsimi totale 36,2 g | Carbohidrați neți: 3g | Proteine 25,7 g | Fibre: 1,7 g)

12.Omletă cu șuncă cu brânză și arpagic

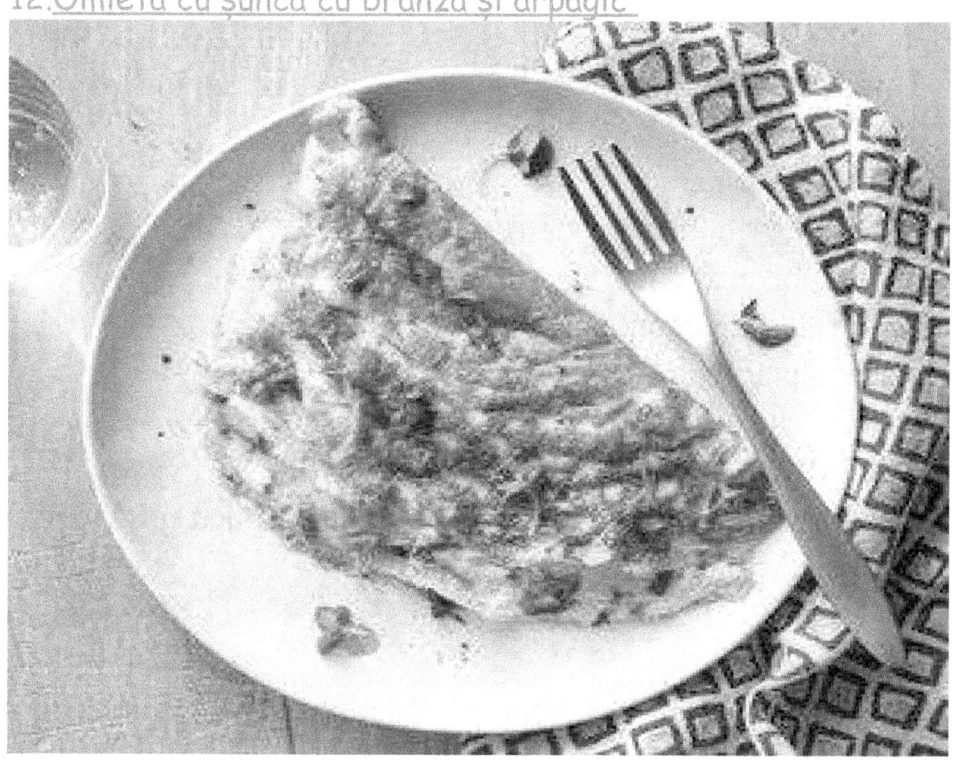

Timp total: 30 MIN| Servire: 1

INGREDIENTE:

- 2 oua, mari
- Sare si piper
- 1 lingurita grasime de bacon
- 1 oz brânză cheddar
- 2 felii de bacon, fierte
- 2 tulpini de arpagic

INSTRUCȚIUNI:

- Bateți ouăle și adăugați piper și sare după gust. Tăiați arpagicul și brânza măruntită.
- Încălziți tigaia și gătiți grăsimea de bacon până se încinge.
- Adăugați ouăle în oală și acoperiți cu arpagic. Gatiti pana incep sa se intareasca marginile, apoi adaugati baconul si gatiti 30-60 de secunde.
- Adăugați brânză și câteva arpagic suplimentar. Folosește o spatulă pentru a împături în jumătate. Apăsați pentru a sigila și răsturna.
- Serviți imediat.

NUTRIȚIE: Calorii 463 | Grasimi totale 39g | Carbohidrați neți: 1g | Proteine 24g | Fibre 0g)

13.Pizza Waffles

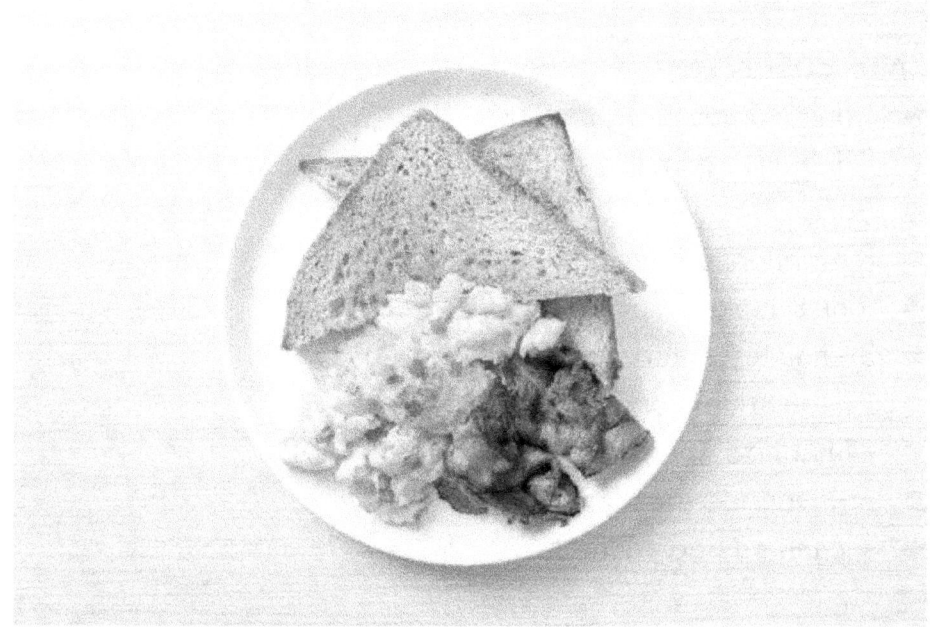

Timp total: 30 MIN| Servire: 2

INGREDIENTE:
- 1 lingură coajă de psyllium
- 1 lingurita praf de copt
- Sare
- 3 oz brânză cheddar
- 4 ouă, mari
- 3 linguri faina de migdale
- 1 lingura unt, organic
- 1 lingurita condimente italiene
- 4 linguri de parmezan
- ½ cană sos de roșii

INSTRUCȚIUNI:
- Adaugă toate ingredientele într-un bol, cu excepția brânzei și a sosului de roșii. Folosiți un mixer sau un blender de imersie pentru a combina până când amestecul este gros.
- Încălzește vafele și folosește amestecul pentru a face două vafe.
- Pune vafele pe o tavă de copt tapetată și deasupra cu sos de roșii și brânză (împarte uniform). Se fierb timp de 3 minute sau până când brânza se topește.
- Servi.

NUTRIȚIE: Calorii 525,5 | Grăsimi totale 41,5 g | Carbohidrați neți: 5g | Proteine 29g | Fibre 5,5 g)

14. Omletă cu hamsii, spanac și sparanghel

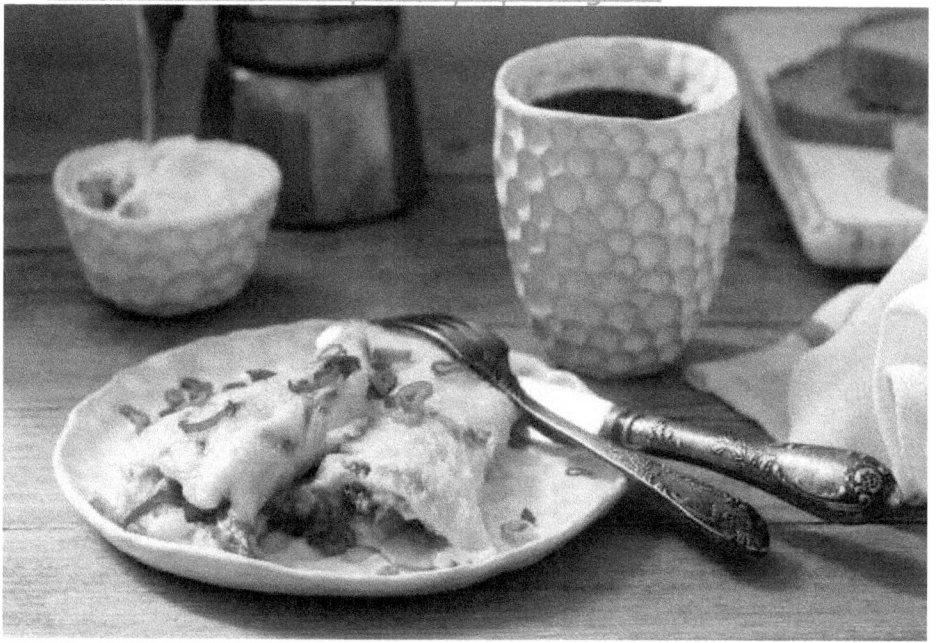

Timp total: 23 MIN| Servire: 2

INGREDIENTE:
- 2 oz hamsii in ulei de masline
- 2 oua bio
- 3/4 cană de spanac
- 4 sparanghel marinat
- Sarea de la Marea Celtică
- Piper negru proaspăt măcinat
-

INSTRUCȚIUNI:
- Preîncălziți cuptorul la 375 F.
- Puneți hamșa în fundul tăvii de copt.
- Intr-un castron se bat ouale si se toarna deasupra pestelui. Adaugam deasupra spanacul si sparanghelul tocat.
- Se condimenteaza cu sare si piper dupa gust.
- Coaceți în cuptorul preîncălzit pentru aproximativ 10 minute.
- Se serveste fierbinte.

NUTRIȚIE: Calorii 83 | Grăsimi totale 4,91 g | Carbohidrați neți: 2,28 g | proteine 7,5 g)

15.Pâine cu dovleac cu burtă zero de toamnă

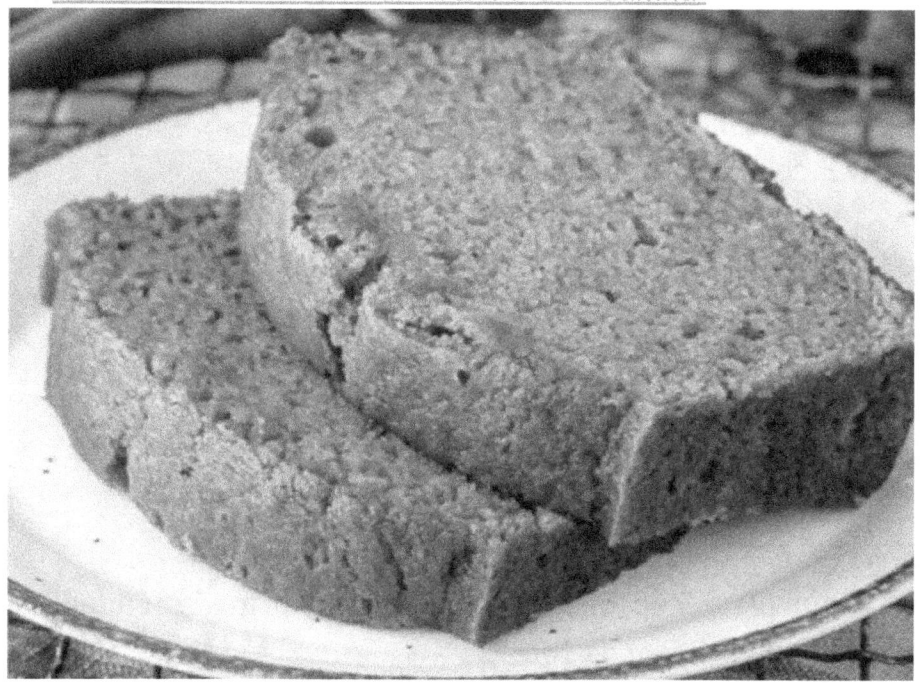

Timp total: 1 HR 30 MIN| Servire: 2

INGREDIENTE:

- 3 albusuri
- 1/2 cană lapte de cocos
- 1 1/2 cani de faina de migdale
- 1/2 cană piure de dovleac
- 2 linguri praf de copt
- 1 1/2 linguriță condiment pentru plăcintă cu dovleac
- 1/2 linguriță de sare Kosher
- Ulei de cocos pentru ungere

INSTRUCȚIUNI:

- Preîncălziți cuptorul la 350F. Ungeți o tavă standard de pâine cu ulei de cocos topit.
- Cerne toate ingredientele uscate într-un castron mare.
- Într-un alt bol, adăugați piureul de dovleac și laptele de cocos și amestecați bine. Într-un castron separat, bate albușurile. Puneți albușurile spumă și amestecați ușor în aluat.
- Întindeți aluatul în tava de pâine pregătită.
- Coaceți pâinea timp de 75 de minute. Odată gata, scoateți pâinea din cuptor și lăsați să se răcească.
- Tăiați și serviți.

NUTRIȚIE: Calorii 197 | Grasimi totale 16g | Carbohidrați neți: 8,18 g | Proteine 7,2 g)

16. Frozen Zero-Belly cicino

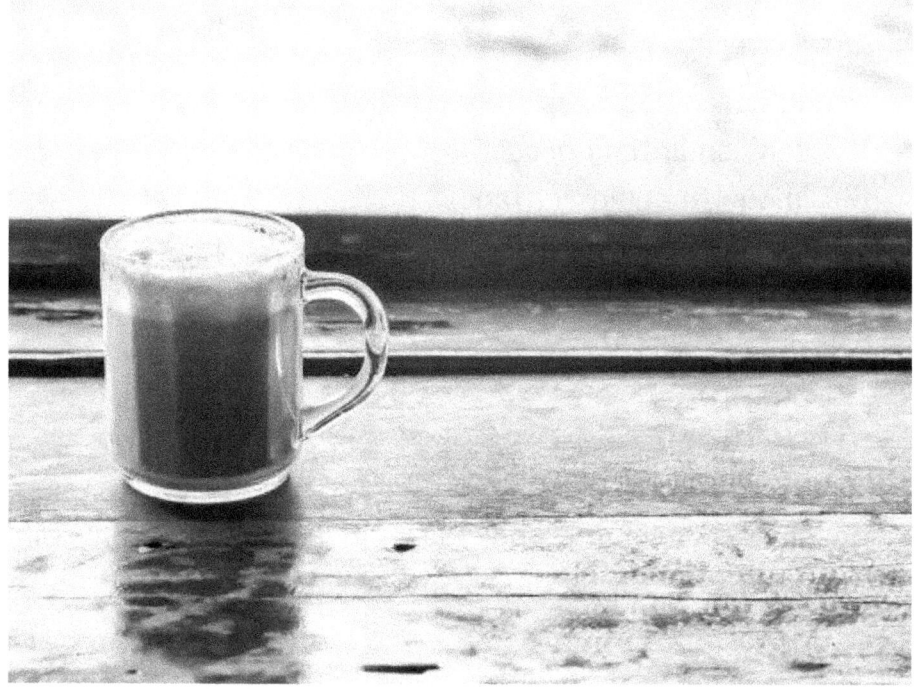

Timp total: 10 MIN| Servire: 1

INGREDIENTE:
- 1 cana cafea rece
- 1/3 cană smântână groasă
- 1/4 lingurita guma xantan
- 1 lingurita extract pur de vanilie
- 1 lingura xilitol
- 6 cuburi de gheata
-

INSTRUCȚIUNI:
- Pune toate ingredientele în blender.
- Se amestecă pănă cănd toate ingredientele sunt bine combinate și devin netede.
- Serviți și savurați.

NUTRIȚIE: Calorii 287 | Grăsimi totale 29g | Carbohidrați neți: 2,76 g | Proteine 1,91 g)

17. Ouă dulci și cremoase

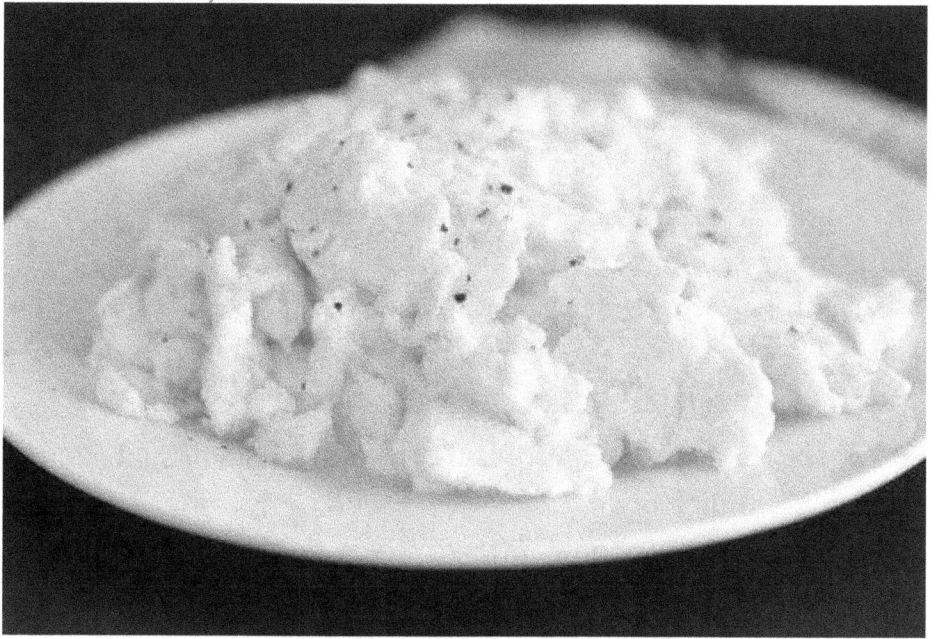

Timp total: 17 MIN| Servire: 1

INGREDIENTE:
- 2 oua bio
- 1/3 cană smântână groasă, de preferință organică
- ½ lingurita stevia
- 2 linguri de unt organic
- 1/8 lingurita scortisoara, macinata

INSTRUCȚIUNI:
- Într-un castron mic, bateți ouăle, smântâna pentru frișcă și îndulcitorul.
- Topiți untul organic într-o tigaie la foc mediu și apoi turnați amestecul de ouă.
- Se amestecă și se fierbe până când ouăle încep să se îngroașe și apoi se transferă într-un castron.
- Se presara cu scortisoara deasupra inainte de servire.

NUTRIȚIE: Calorii 561 | Grăsimi totale 53,6 g | Carbohidrați neți: 6,4 g | proteine 15 g)

18. Făină de ovăz fără burtă

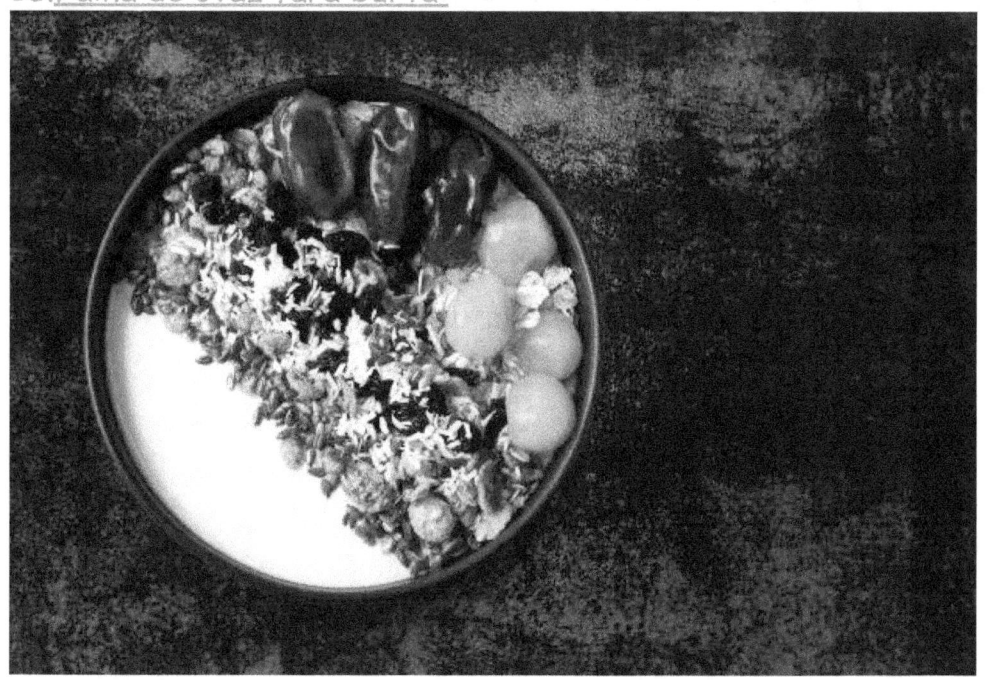

Timp total : 20 MIN| **Portie: 5**

INGREDIENTE:
- 1/3 cană migdale, fulgi
- 1/3 cană fulgi de nucă de cocos neîndulciți
- ¼ cană semințe de chia
- 2 linguri de eritritol
- ¼ cană nucă de cocos, mărunțită, neîndulcită
- 1 cană lapte de migdale
- 1 lingurita vanilie, fara zahar
- 10 picături de extract de stevie
- ½ cană smântână grea pentru frișcă, bătută

INSTRUCȚIUNI:
- Puneți migdalele și fulgii de nucă de cocos într-o oală și prăjiți timp de 3 minute până când sunt parfumate.
- Puneți ingredientele prăjite într-un castron împreună cu semințe de chia, eritritol și nucă de cocos mărunțită; amestecați împreună pentru a combina.
- Acoperiți cu lapte și amestecați. Puteți folosi lapte cald sau rece, în funcție de preferințe.
- Se adauga vanilia si stevia, se amesteca si se lasa deoparte 5-10 minute.
- Se serveste deasupra cu frisca.

NUTRIȚIE: Calorii 277 | Grăsimi totale 25,6 g | Carbohidrați neți: 16,4 g | Proteine 5,5 g | Fibre: 7,5 g)

19.Brânză Cheddar acoperită cu aluat

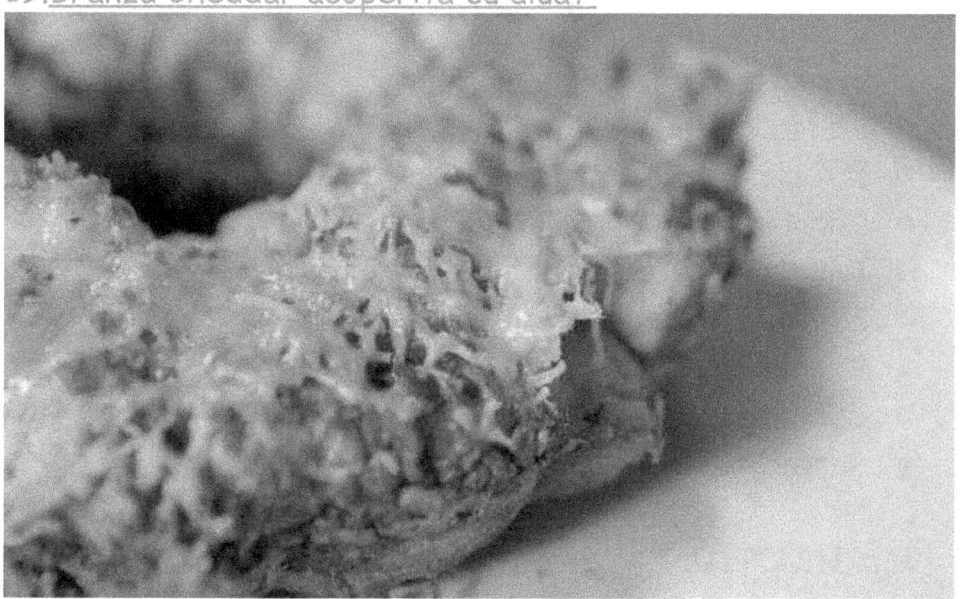

Timp total: 23 MIN| Servire: 1

INGREDIENTE:
- 1 ou mare
- 2 felii de brânză Cheddar
- 1 lingurita nuca macinata
- 1 linguriță de semințe de in măcinate
- 2 linguri faina de migdale
- 1 linguriță de semințe de cânepă
- 1 lingura ulei de masline
- Sare si piper dupa gust

INSTRUCȚIUNI:
- Într-un castron mic, bate un ou împreună cu sare și piper.
- Se incinge o lingura de ulei de masline intr-o tigaie, la foc mediu.
- Într-un castron separat, amestecați semințele de in măcinate cu nucile măcinate, semințele de cânepă și făina de migdale.
- Ungeți feliile de cheddar cu amestecul de ouă, apoi rulați în amestecul uscat și prăjiți brânza timp de aproximativ 3 minute pe fiecare parte. Se serveste fierbinte.

NUTRIȚIE: Calorii 509 | Grasimi totale 16g | Carbohidrați neți: 2g | proteine 21 g)

20. Ouă fierte cu brânză

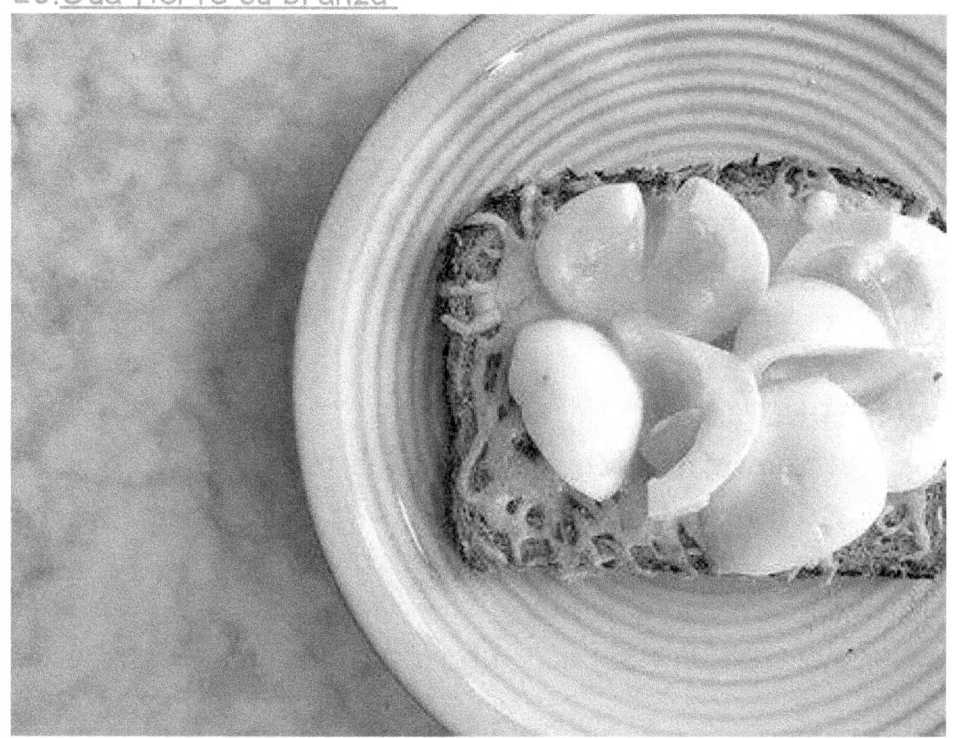

Timp total: 27 MIN| Servire: 2

INGREDIENTE:
- 3 oua
- 2 linguri de unt de migdale, fără amestecare
- 2 linguri crema de branza, moale
- 1 lingurita smantana pentru frisca
- Sare si piper dupa gust

INSTRUCȚIUNI:
- Într-o cratiță mică fierbeți ouăle tari.
- Când sunt gata, spălați ouăle cu apă rece, curățați-le și tăiați-le. Pune ouăle într-un castron; se adauga untul, crema de branza si frisca.
- Amesteca bine si adauga sare si piper dupa gust. Servi.

NUTRIȚIE: Calorii 212 | Grasimi totale 19g | Carbohidrați neți: 0,75 g | proteine 7g)

21.Placintă cu omletă cu cârnati de Mahón Kale

Timp total: 40 MIN| Porții: 8)

INGREDIENTE:
- 3 cârnați de pui
- 2 1/2 cani de ciuperci, tocate
- 3 căni de spanac proaspăt
- 10 ouă
- 1/2 linguriță piper negru și semințe de țelină
- 2 linguri de sos iute
- 1 lingura praf de usturoi
- Sare si piper dupa gust
- 1 1/2 cană de brânză Mahón (sau Cheddar)

INSTRUCȚIUNI:
- Preîncălziți cuptorul la 400 F.
- Tăiați mărunt ciupercile și cârnații de pui și puneți-le într-o tigaie de fontă. Gatiti la foc mediu-mare timp de 2-3 minute.
- În timp ce cârnații se gătesc, tocați spanacul, apoi adăugați spanacul și ciupercile în tigaie.
- Între timp, într-un bol amestecați ouăle cu piper negru și semințele de țelină, condimentele și sosul iute. Se amestecă bine tot amestecul.
- Amestecați spanacul, ciupercile și cârnații, astfel încât spanacul să se ofilească complet. Se condimenteaza cu sare si piper dupa gust.
- La final, adaugă brânza deasupra.
- Se toarnă ouăle peste amestec și se amestecă bine.
- Amestecați amestecul pentru câteva secunde, apoi puneți tigaia la cuptor. Coaceți 10-12 minute, apoi coaceți blatul timp de 4 minute.

- Lasam putin la rece, taiem in 8 felii si servim fierbinte.

NUTRIȚIE: Calorii 266 | Grasimi totale 17g | Carbohidrați neți: 7g | proteine 19g)

22.Omletă Monterey Bacon-Scallions

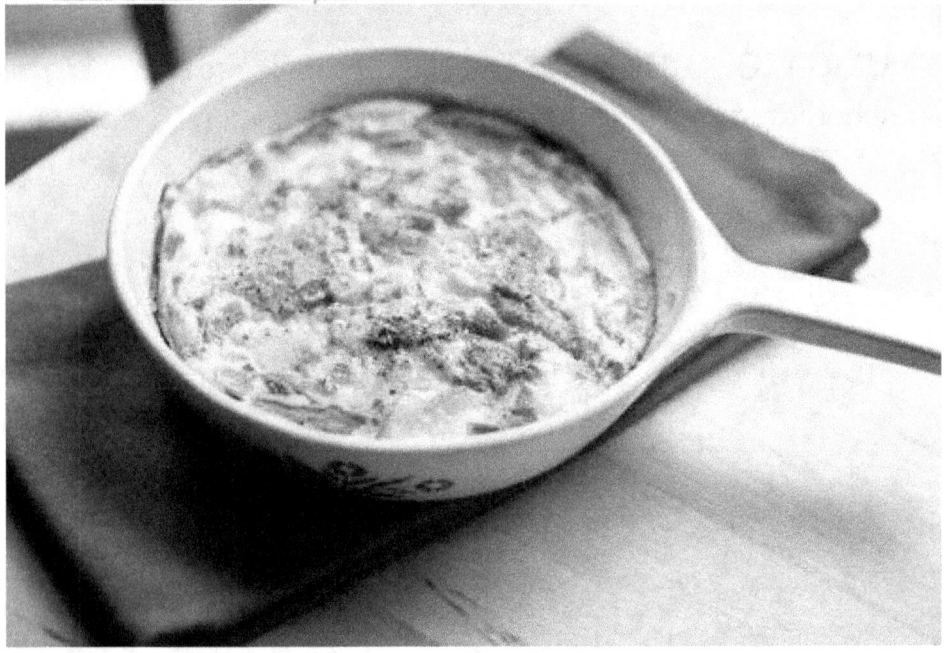

Timp total: 30 MIN| Servire: 2

INGREDIENTE:
- 2 oua
- 2 felii de bacon fiert
- 1/4 cană de ceață, tocată
- 1/4 cană brânză Monterey Jack
- Sare si piper dupa gust
- 1 lingură untură

INSTRUCȚIUNI:
- Într-o tigaie se încălzește untura la foc mediu-mic. Se adauga ouale, ceapa si sare si piper dupa gust.
- Gatiti 1-2 minute; se adauga baconul si se caleste inca 30 - 45 de secunde. Opriți căldura pe aragaz.
- Deasupra slaninii se pune o branza. Apoi, luați două margini ale omletei și pliați-le pe brânză. Țineți marginile acolo pentru un moment, deoarece brânza trebuie să se topească parțial. Faceți același lucru cu celălalt ou și lăsați să fiarbă într-o tigaie caldă pentru o vreme.
- Se serveste fierbinte.

NUTRIȚIE: Calorii 321 | Grasimi totale 28g | Carbohidrați neți: 1,62 g | proteine 14g)

23. Briose cu bacon si avocado afumat de curcan

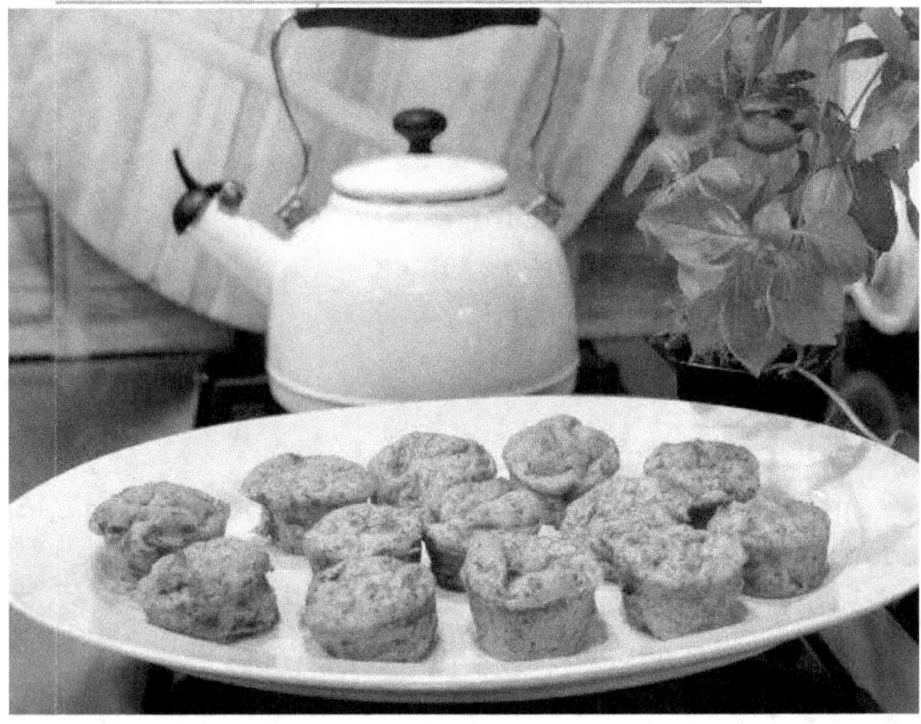

Timp total: 45 MIN| Porții: 16)

INGREDIENTE:
- 6 felii de bacon de curcan afumat
- 2 linguri de unt
- 3 cepe de primăvară
- 1/2 cană brânză cheddar
- 1 lingurita praf de copt
- 1 1/2 cani de lapte de cocos
- 5 ouă
- 1 1/2 linguriță pudră Metamucil
- 1/2 cană făină de migdale
- 1/4 cană semințe de in
- 1 lingurita usturoi tocat
- 2 linguri patrunjel uscat
- 1/4 linguriță pudră de chili roșu
- 1 1/2 lingura suc de lamaie
- Sare si piper dupa gust
- 2 avocado medii

INSTRUCȚIUNI:
- Preîncălziți cuptorul la 350 F.
- Într-o tigaie la foc mediu-mic, gătiți baconul cu untul până devine crocant. Adăugați ceapa primăvară, brânza și praful de copt.
- Într-un castron, amestecați laptele de cocos, ouăle, pudra Metamucil, făina de migdale, inul, condimentele și sucul de lămâie. Opriți focul și lăsați să se răcească. Apoi, sfărâmă baconul și adaugă toată grăsimea în amestecul de ouă.
- Curățați și tăiați avocado și adăugați-l în amestec.

- Măsurați aluatul într-o tavă de cupcake care a fost pulverizată sau unsă cu spray antiaderent și coaceți timp de 25-26 de minute.
- Odată gata, se lasă să se răcească și se servește cald sau rece.

NUTRIȚIE: Calorii 184 | Grasimi totale 16g | Carbohidrați neți: 5,51 g | Proteine 5,89 g)

24. Mic dejun Chorizo Ardei

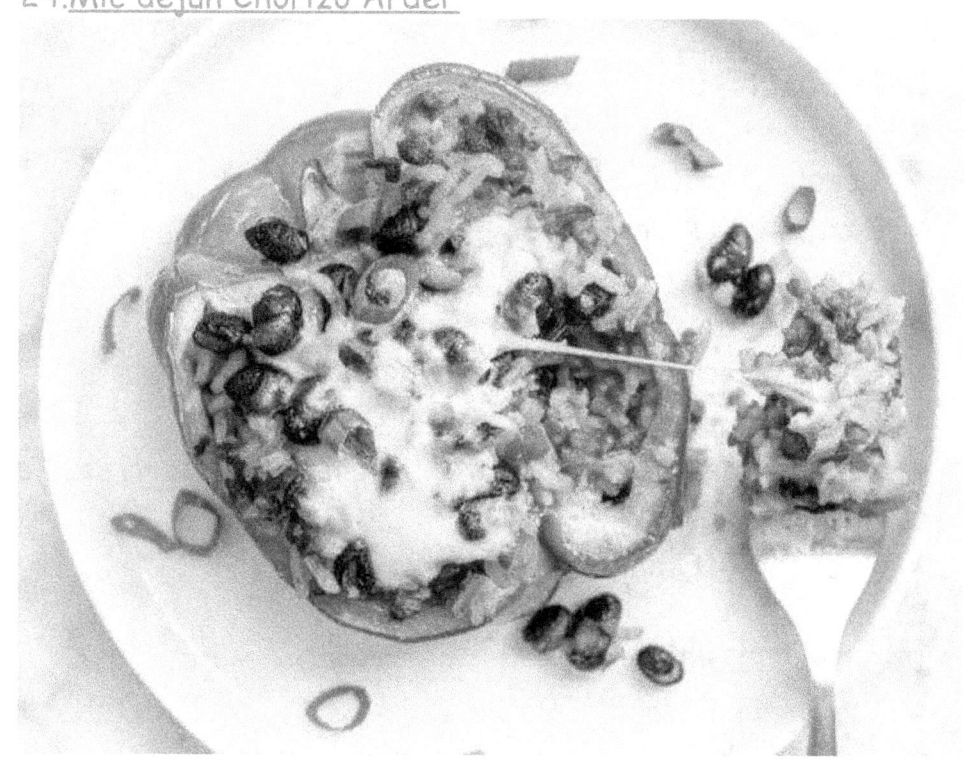

Timp total: 25 MIN| Servire: 2

INGREDIENTE:
- ½ linguriță ghee
- 1 ceapa, tocata
- 2 catei de usturoi
- 6 oua bio
- ¼ cană lapte de migdale, neîndulcit
- 1 cană brânză cheddar, măruntită
- Sare si piper dupa gust
- 3 ardei grasi mari, taiati in jumatate, cu miezul si semintele indepartate
- ½ lb. cârnați chorizo picant, măruntiți

INSTRUCȚIUNI:
- Vezi mai sus două 350 F.
- Încinge ghee-ul într-o tigaie antiaderentă la foc mediu și gătește crumblele de chorizo. Pus deoparte
- Folosind aceeași tigaie, adăugați ceapa și usturoiul și căliți câteva minute. Opriți focul și lăsați deoparte.
- Într-un castron, amestecați ouăle, laptele, cheddarul și asezonați cu sare și piper.
- Adăugați chorizo în bolul cu ouăle și amestecați bine.
- Puneți jumătățile de ardei gras într-un vas de cuptor umplut cu ¼ inch de apă.
- Puneți amestecul de chorizo și ouă în ardeiul gras și introduceți vasul la cuptor pentru 35 de minute.
- Serviți cald.

NUTRIȚIE: Calorii 631 | Grasimi totale 46g | Carbohidrați neți: 13g | Proteine 44g | Fibre: 3,5 g)

25. Mousse cremoasă de ciocolată și avocado

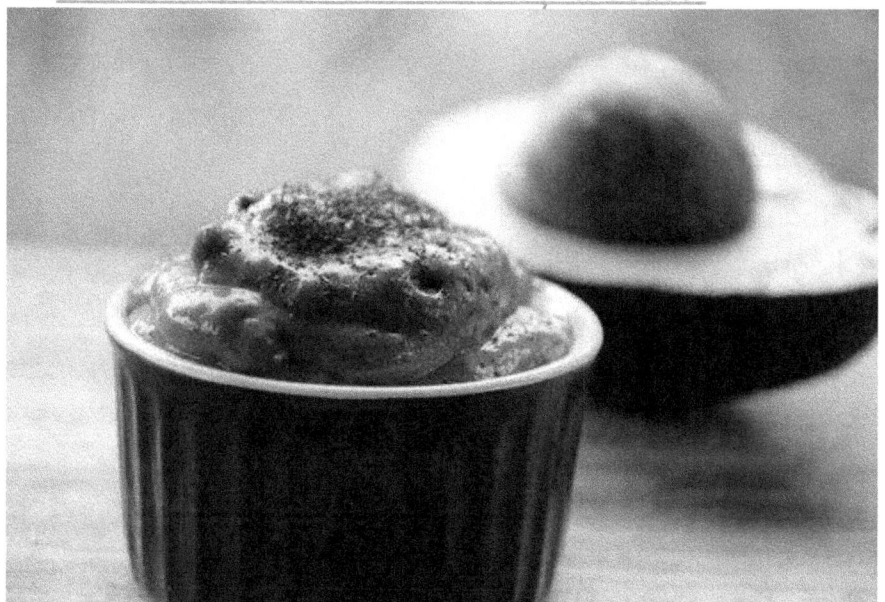

Timp total: 50 MIN| Servire: 2

INGREDIENTE:
- 2 avocado coapte
- 1/3 cană pudră de cacao
- ½ linguriță de semințe de chia
- 1 lingurita extract de vanilie
- 10 picături Stevie
- 3 linguri ulei de cocos

INSTRUCȚIUNI:
- Pune toate ingredientele într-un blender și amestecă până se omogenizează.
- Turnați amestecul într-un bol și puneți-l la frigider pentru 40 de minute sau mai mult.
- Servit rece.

NUTRIȚIE: Calorii 462 | Grasimi totale 46g | Carbohidrați neți: 15g | Proteine 6g | Fibre 1,2 g)

26.Clătite cu brânză cu smântână

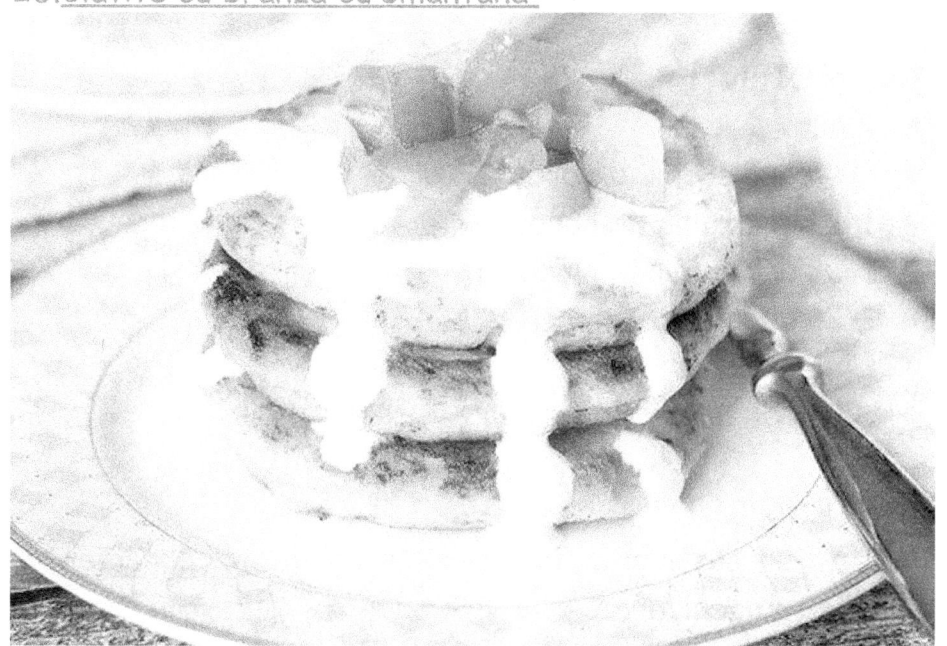

Timp total: 30 MIN| Servire: 2

INGREDIENTE:
- 2 oua
- 1/4 cană cremă de brânză
- 1 lingura faina de cocos
- 1 lingurita ghimbir macinat
- 1/2 cană lichid Stevie
- Ulei de cocos
- Sirop de arțar fără zahăr

INSTRUCȚIUNI:
- Într-un castron adânc, amestecați toate ingredientele până la omogenizare.
- Încinge o tigaie cu ulei la foc mediu-mare. Se pune aluatul și se toarnă uleiul fierbinte.
- Gatiti pe o parte si apoi intoarceti. Acoperiți cu un sirop de arțar fără zahăr și serviți.

NUTRIȚIE: Calorii 170 | Grăsimi totale 13g | Carbohidrați neți: 4g | Proteine 6,90 g)

27.Ouă omletă Vezuvius cu provolone

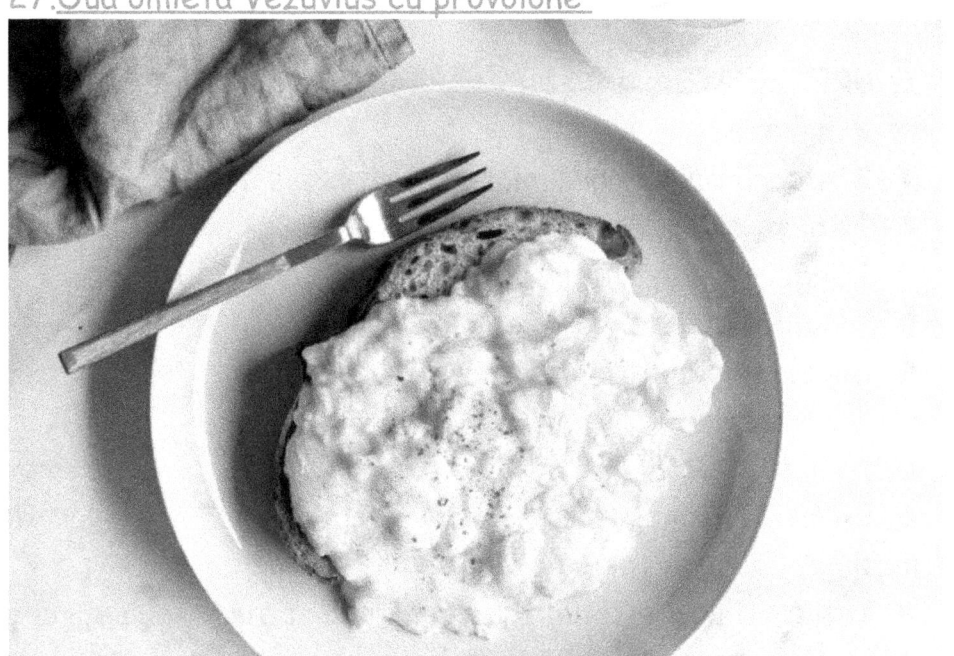

Timp total: 15 MIN| Servire: 2

INGREDIENTE:
- 2 ouă mari
- 3/4 cană brânză provolone
- 1,76 oz. salam uscat la aer
- 1 lingura rozmarin proaspat (tocat)
- 1 lingura ulei de masline
- Sare si piper dupa gust
-

INSTRUCȚIUNI:
- Prăjiți salamul tocat într-o tigaie mică cu ulei de măsline.
- Între timp, într-un castron mic bateți ouăle, apoi adăugați sarea, piperul și rozmarinul proaspăt.
- Adăugați brânza provolone și amestecați bine cu o furculiță.
- Se toarnă amestecul de ouă în tigaia cu salam și se fierbe aproximativ 5 minute. Se serveste fierbinte.

NUTRIȚIE: Calorii 396 | Grăsimi totale 32,4 g | Carbohidrați neți: 2,8 g | Proteine 26,1 g | Fibre: 0,3 g)

28. Brioşe adorabile cu seminţe de in de dovleac

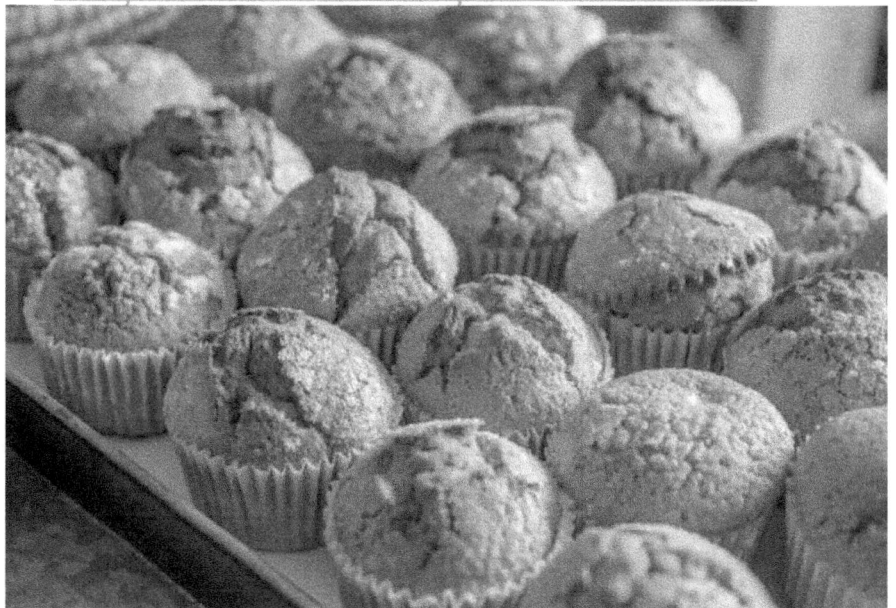

Timp total: 25 MIN| Servire: 2

INGREDIENTE:
- 1 ou
- 1 1/4 cani de seminte de in (macinate)
- 1 cană piure de dovleac
- 1 lingura condiment pentru placinta cu dovleac
- 2 linguri ulei de cocos
- 1/2 cană de îndulcitor la alegere
- 1 lingurita praf de copt
- 2 linguri de scorțișoară
- 1/2 lingurita otet de mere
- 1/2 lingurita extract de vanilie
- Sare două chei

INSTRUCȚIUNI:
- Preîncălziți cuptorul la 360 F.
- În primul rând, măcinați semințele de in timp de câteva secunde.
- Se amestecă toate ingredientele uscate și se amestecă.
- Apoi, adăugați piureul de dovleac și amestecați pentru a o combina.
- Adăugați extractul de vanilie și condimentul de dovleac.
- Adăugați ulei de cocos, ou și oțet de mere. Adăugați îndulcitorul la alegere și amestecați din nou.
- Adăugați o lingură plină de aluat la fiecare brioșă sau cupcake tapetată și acoperiți cu câteva semințe de dovleac.
- Coaceți aproximativ 18 - 20 de minute. Se serveste fierbinte.

NUTRIȚIE: Calorii 43| Grăsimi totale 5,34 g | Carbohidrați neți: 3g | Proteine 1g | Fibre: 1 g)

29.Sunca la cuptor si oua omlete cu varza varza

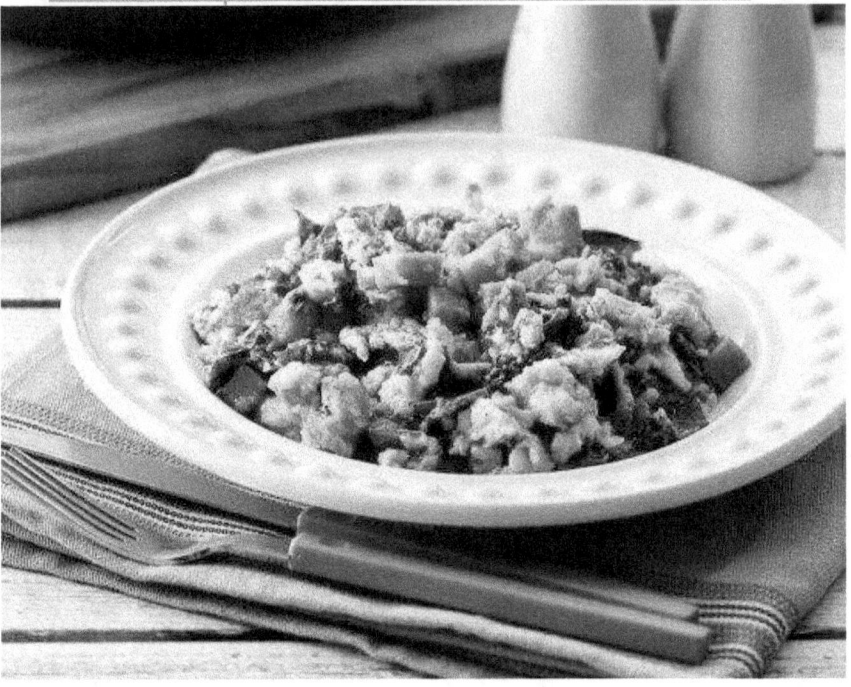

Timp total: 40 MIN| Servire: 2

INGREDIENTE:
- 5 uncii șuncă tăiată cubulețe
- 2 ouă medii
- 1 ceapa verde, tocata marunt
- 1/2 cană frunze de kale, tocate
- 1 cățel de usturoi, zdrobit
- 1 ardei iute verde, tocat marunt
- 4 ardei gata copți
- Ciupiți piper cayenne
- 1 lingura ulei de masline
- 1/2 cutie de apă

INSTRUCȚIUNI:
- Încinge cuptorul la 360 F.
- Încinge uleiul într-o tigaie mică rezistentă la cuptor. Adăugați ceapa verde și gătiți timp de 4-5 minute până se înmoaie.
- Se amestecă usturoiul și chili și se mai gătesc câteva minute.
- Adăugați 1/2 cană de apă. Se condimentează bine și se amestecă ardeii și șunca gata copți. Aduceți la fiert și gătiți timp de 10 minute.
- Adauga varza varza, amestecand pana se ofilesc.
- Într-un castron mic, bate ouăle cu un praf de cayenne și toarnă în tigaie împreună cu alte ingrediente.
- Transferați tigaia la cuptor și coaceți timp de 10 minute.
- Se serveste fierbinte.

NUTRIȚIE: Calorii 251| Grăsimi totale 15,74 g | Carbohidrați neți: 3,8 g | Proteine 22g | Fibre: 0,8 g)

30. Omletă cu ardei gras și șuncă

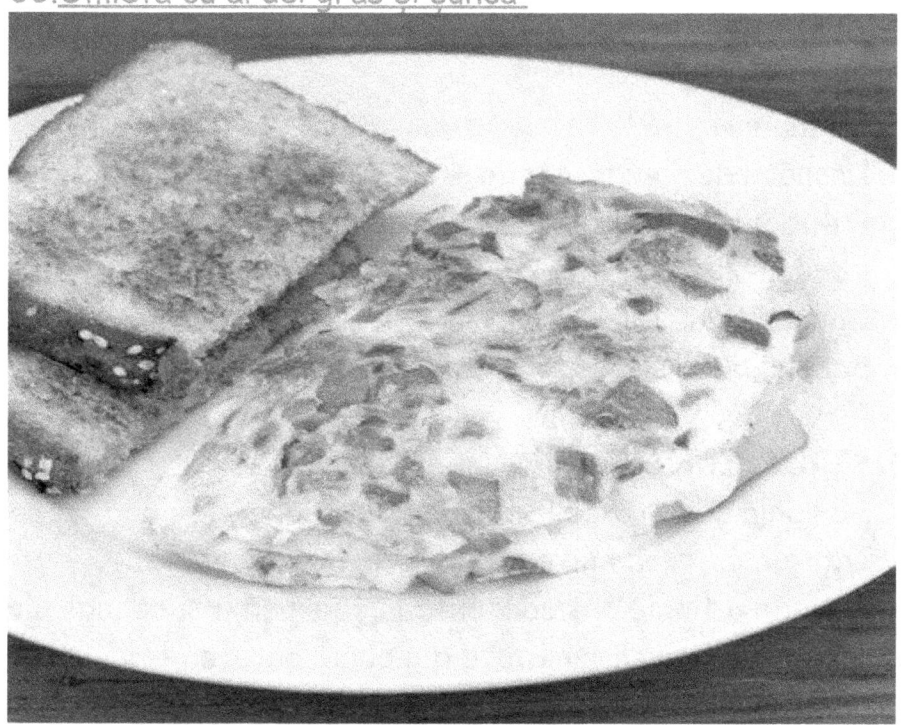

Timp total: 30 MIN| Servire: 2

INGREDIENTE:
- 4 ouă mari
- 1 cană ardei verde, tocat
- 1/4 lb șuncă, fiartă și tăiată cubulețe
- 1 ceapă verde, tăiată cubulețe
- 1 lingurita ulei de cocos
- Sare si piper proaspat macinat dupa gust

INSTRUCȚIUNI:
- Se spală și se toacă legumele. Pus deoparte.
- Într-un castron mic se bat ouăle. Pus deoparte.
- Încinge o tigaie antiaderentă la foc mediu și adaugă ulei de cocos. Se toarnă jumătate din ouăle bătute în tigaie.
- Când oul s-a întărit parțial, adăugați jumătate din legume și șuncă la jumătate din omletă și continuați să gătiți până când oul este aproape complet întărit.
- Îndoiți jumătatea goală peste vârful șuncii și a legumelor folosind o spatulă.
- Gatiti inca 2 minute si apoi serviti.
- Se serveste fierbinte.

NUTRIȚIE: Calorii 225,76 | Grăsimi totale 12g | Carbohidrați neți: 6,8 g | Proteine 21,88g | Fibre: 1,4 g)

31. Clatite cu faina de chia

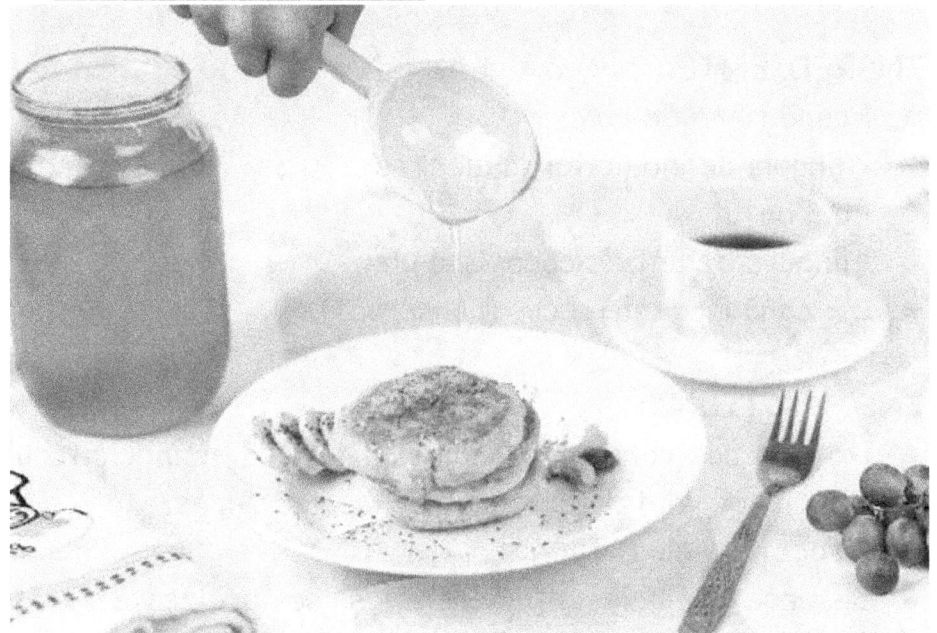

Timp total: 25 MIN| Servire: 6

INGREDIENTE:
- 1 cană făină de chia
- 2 linguri de indulcitor la alegere
- 1 ou, batut
- 1 lingura de unt de cocos sau ulei
- 1/2 cană lapte de cocos (conservat)

INSTRUCȚIUNI:
- Într-un castron mediu, combinați făina și îndulcitorul. Adăugați oul, laptele și untul de cocos. Amestecați bine până faceți un aluat fin.
- Se unge o tigaie antiaderentă și se încălzește la foc mediu-mare. Pune o lingură grămadă de aluat pe suprafața fierbinte.
- Când se formează bule pe suprafața scones, folosiți o spatulă pentru a le întoarce și apoi gătiți aproximativ 2 minute pe fiecare parte.
- Se serveste fierbinte.

NUTRIȚIE: Calorii 59 | Grăsimi totale 3,5 g | Carbohidrați neți: 4,65 g | Proteine 2,46 g | Fibre: 1,78 g)

32. Chocó Mocha Chia Terci

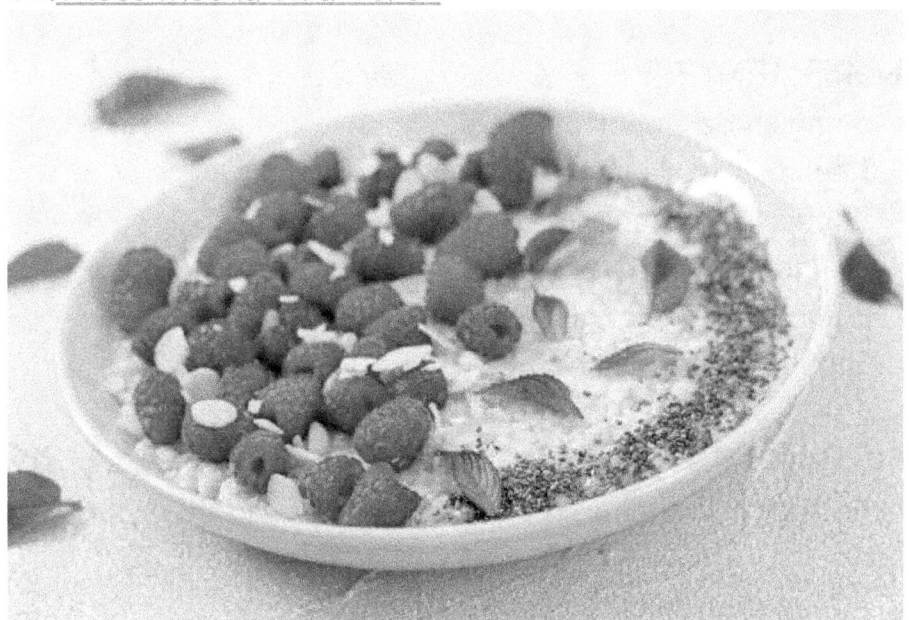

Timp total: 35 MIN| Servire: 6

INGREDIENTE:
- 3 linguri de seminte de chia
- 1 cana lapte de migdale, neindulcit
- 2 lingurite cacao pudră
- 1/4 cană zmeură, proaspătă sau congelată
- 2 linguri migdale, măcinate
- Îndulcitor la alegere
-

INSTRUCȚIUNI:
- Amestecați și amestecați laptele de migdale și pudra de cacao.
- Adăugați semințele de chia în amestec.
- Se amestecă bine cu o furculiță.
- Pune amestecul la frigider pentru 30 de minute.
- Se serveste cu zmeura si migdale macinate deasupra (optional)

NUTRIȚIE: Calorii 150,15 | Grăsimi totale 9,62 g | Carbohidrați neți: 15,2 g | Proteine 5,47g | Fibre: 11,28 g)

33. Cafea Mic dejun de vis cu seminte de in

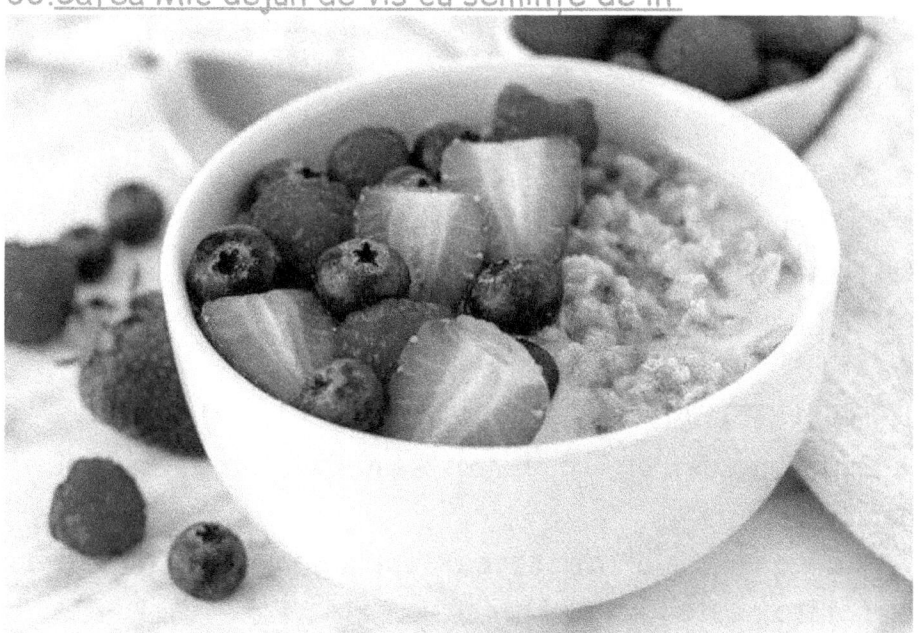

Timp total: 10 MIN| Servire: 1

INGREDIENTE:

- 3 linguri de seminte de in, macinate
- 2 1/2 linguri fulgi de cocos, neindulciți
- 1/2 cana cafea neagra tare, neindulcita
- Îndulcitor la alegere, după gust
- 1/2 cană apă (opțional)
-

INSTRUCȚIUNI:

- Într-un castron, combinați semințele de in și fulgii de nucă de cocos.
- Adăugați uleiul de cocos topit, apoi turnați cafeaua fierbinte peste el și amestecați.
- Dacă este prea groasă, adăugați puțină apă.
- La sfârșit, adăugați îndulcitorul la alegere după gust.

NUTRIȚIE: Calorii 246,43 | Grăsimi totale 22,1 g | Carbohidrați neți: 1,52 g | Proteine 1,48g | Fibre: 0,9 g)

34. Ciupercă Crimini cu ouă fierte Mic dejun

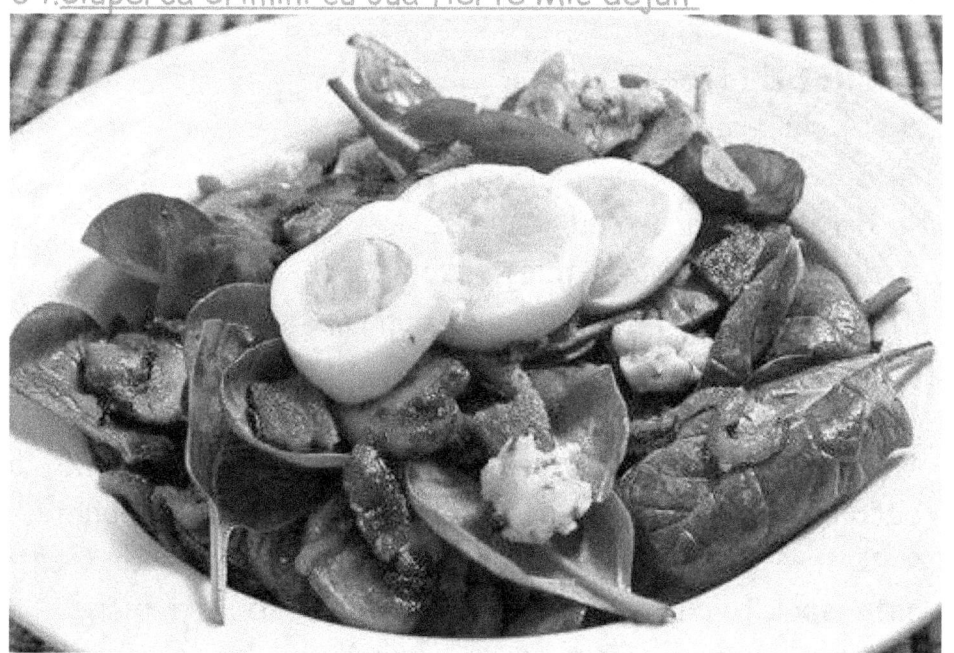

Timp total: 25 MIN| Servire: 6

INGREDIENTE:

- 14 ciuperci crimini, tocate mărunt
- 8 oua mari, fierte tari, tocate
- 6 felii de bacon sau pancetta
- 1 ceapă primăvară, tăiată cubulețe
- Sare si piper negru macinat dupa gust

INSTRUCȚIUNI:

- Într-o tigaie gătiți slănină. Rezervați o grăsime de bacon în tigaie. Tăiați bucăți de slănină și lăsați deoparte.
- Într-o cratiță adâncă, fierbeți ouăle tari. Când este gata, spălați, curățați, decojiți și tăiați în bucăți mici.
- Într-o tigaie gătiți ceapa primăvară cu grăsimea de bacon rămasă la foc mediu-mare.
- Adaugati ciupercile Crimini si mai caliti inca 5-6 minute.
- Se amestecă ouăle, baconul și se gătesc împreună. Ajustați sare și piper negru măcinat după gust.
- Servi.

NUTRIȚIE: Calorii 176,15 | Grăsimi totale 13,38g | Carbohidrați neți: 2,43 g | Proteine 11,32g | Fibre: 1,5 g)

35. Albușuri de ou și omletă cu spanac

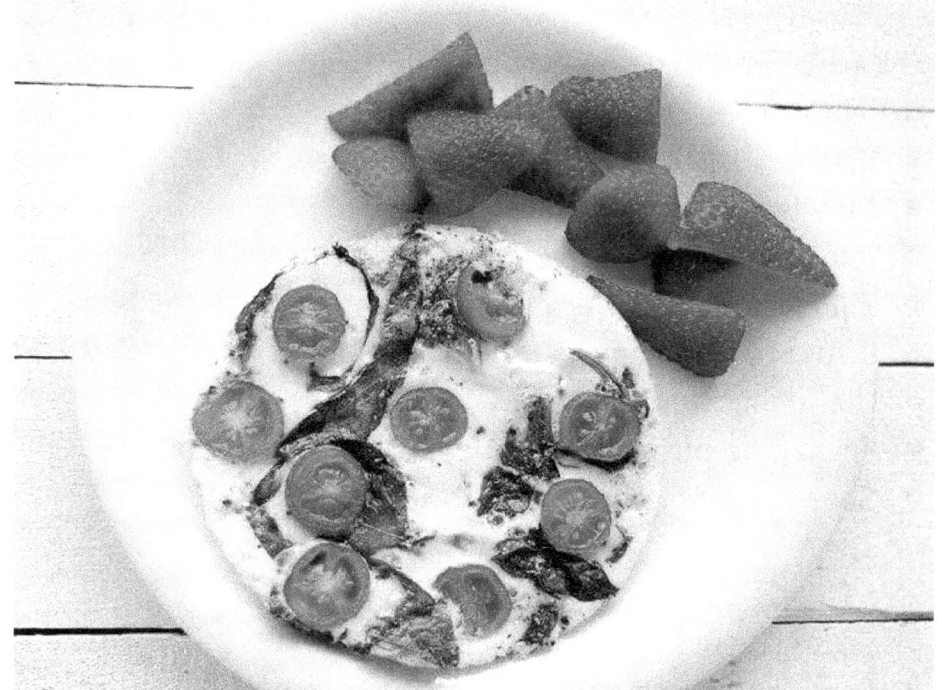

Timp total: 25 MIN| Servire: 2

INGREDIENTE:
- 5 albusuri
- 2 linguri lapte de migdale
- 1 dovlecel, tocat
- 1 cană frunze de spanac, proaspete
- 2 linguri de ceapa primavara, tocata
- 2 catei de usturoi
- Ulei de masline
- Frunze de busuioc, proaspete, tocate
- Sare si piper negru macinat dupa gust

INSTRUCȚIUNI:
- Se spală și se toacă legumele
- Intr-un castron se bat albusurile si laptele de migdale.
- Într-o tigaie unsă cu ulei de măsline, gătiți legumele (spanac, dovlecei și ceapa primăvară) doar pentru unul sau două minute.
- Puneți legumele în lateral, ungeți din nou tigaia cu ulei de măsline și turnați ouăle. Gatiti pana ouale sunt tari. Adăugați legumele pe o parte și gătiți încă două minute. Ajustați sare și piper după gust.
- Se decorează cu frunze de busuioc și se servește.

NUTRIȚIE: Calorii 70,8 | Grăsimi totale 1,56 g | Carbohidrați neți: 5,78 g | Proteine 11,08g | Fibre: 1,58 g)

Gustări și aperitive

36. Pancetta și ouă

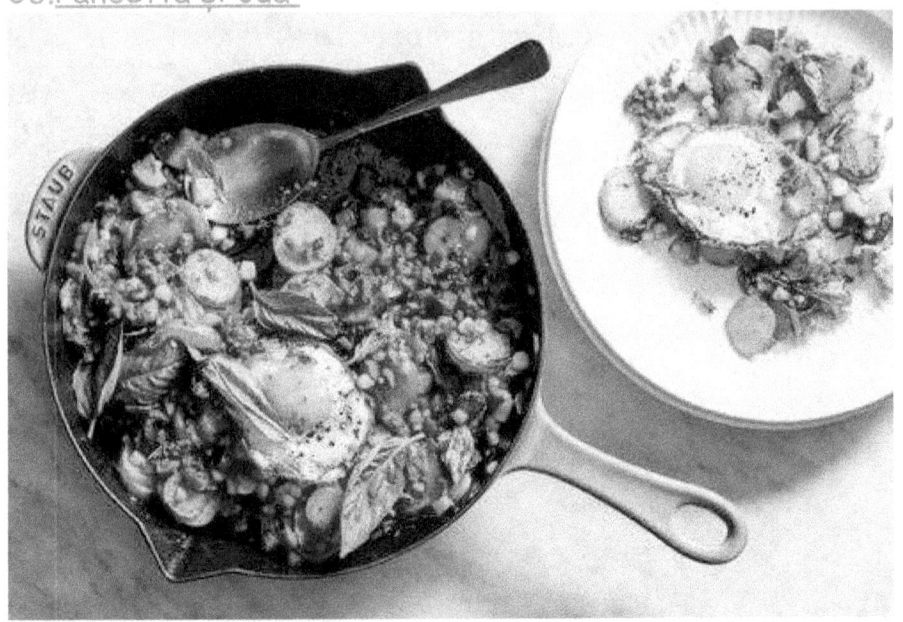

Timp total: 25 MIN| Portie: 4

INGREDIENTE:
- 4 felii mari de panceta
- 2 ouă, crescător în aer liber
- 1 cană ghee, înmuiată
- 2 linguri de maioneza
- Sare si piper negru proaspat macinat dupa gust
- Ulei de cocos pentru prajit

INSTRUCȚIUNI:
- Într-o tigaie antiaderentă unsă cu unt, coaceți Pancetta pe ambele părți timp de 1-2 minute. Se ia de pe foc si se da deoparte.
- Între timp, fierbeți ouăle. Pentru a obține ouăle fierte tari, aveți nevoie de aproximativ 10 minute. Când este gata, spălați bine ouăle cu apă rece și îndepărtați coaja.
- Puneți ghee într-un castron adânc și adăugați ouăle tăiate în sferturi. Se zdrobește bine cu o furculiță. Se condimenteaza cu sare si piper dupa gust; se adauga maioneza si se amesteca. Daca doriti puteti turna grasimea de panceta. Se amestecă și se amestecă bine. Pune vasul la frigider pentru cel puțin o oră.
- Scoateți amestecul de ouă din frigider și faceți 4 bile egale.
- Se sfărâmă pancetta în bucăți mici. Rulați fiecare minge în crumbles de Pancetta și puneți-le pe un platou mare.
- Scoateți bombele de Ou și Pancetta la frigider pentru încă 30 de minute. Se serveste rece.

NUTRIȚIE: Calorii 238 | Grasimi totale 22g | Carbohidrați neți: 0,5 g | proteine 7,5 g)

37. Pizza Margherita Zero-Belly

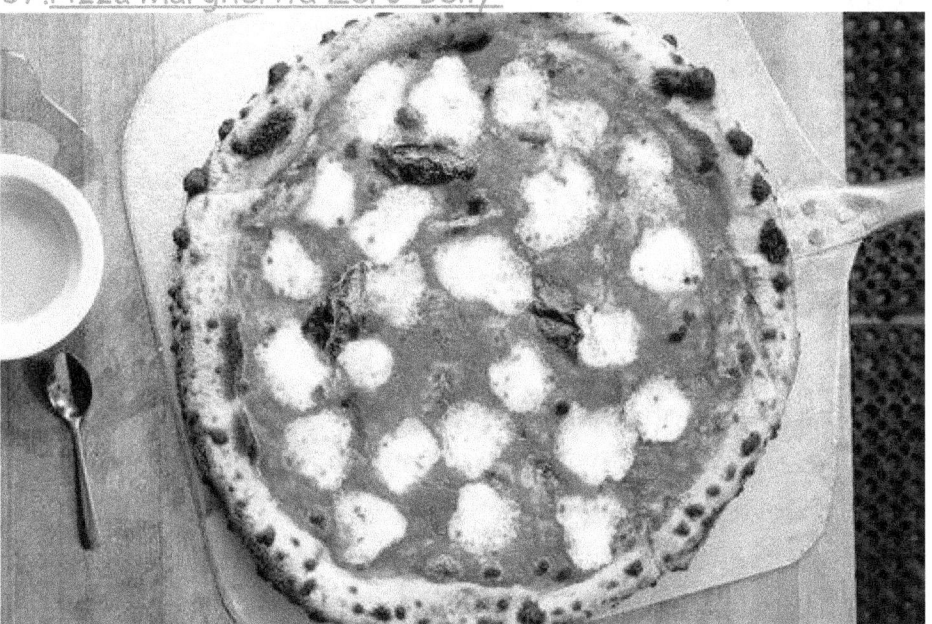

Timp total: 20 MIN| Servire: 2

INGREDIENTE:
PENTRU CRASTĂ:
- 2 oua bio
- 2 linguri de parmezan, ras
- 1 lingura pulbere de coaja de psyllium
- 1 lingurita condimente italiene
- ½ linguriță sare
- 2 linguri de ghee

PENTRU GARNITURILE:
- 5 frunze de busuioc, tocate grosier
- 2 oz. brânză mozzarella, feliată
- 3 linguri sos de rosii natural

INSTRUCȚIUNI:
- Pune toate ingredientele pentru crusta intr-un robot de bucatarie si paseaza pana se omogenizeaza bine.
- Turnați amestecul într-o tigaie antiaderentă fierbinte și înclinați pentru a întinde aluatul.
- Gatiti pana marginile sunt maronii. Întoarceți-l pe cealaltă parte și gătiți încă 45 de secunde. Se ia de pe foc.
- Intindeti peste crusta sosul de rosii, adaugati deasupra mozzarella si frunzele de busuioc si puneti in broiler pentru a se topi branza timp de 2 minute.
- Servi.

NUTRIȚIE: Calorii 459 | Grasimi totale 35g | Carbohidrați neți: 3,5 g | proteine 27g)

38.Pizza ușoară, ușoară, cu brânză

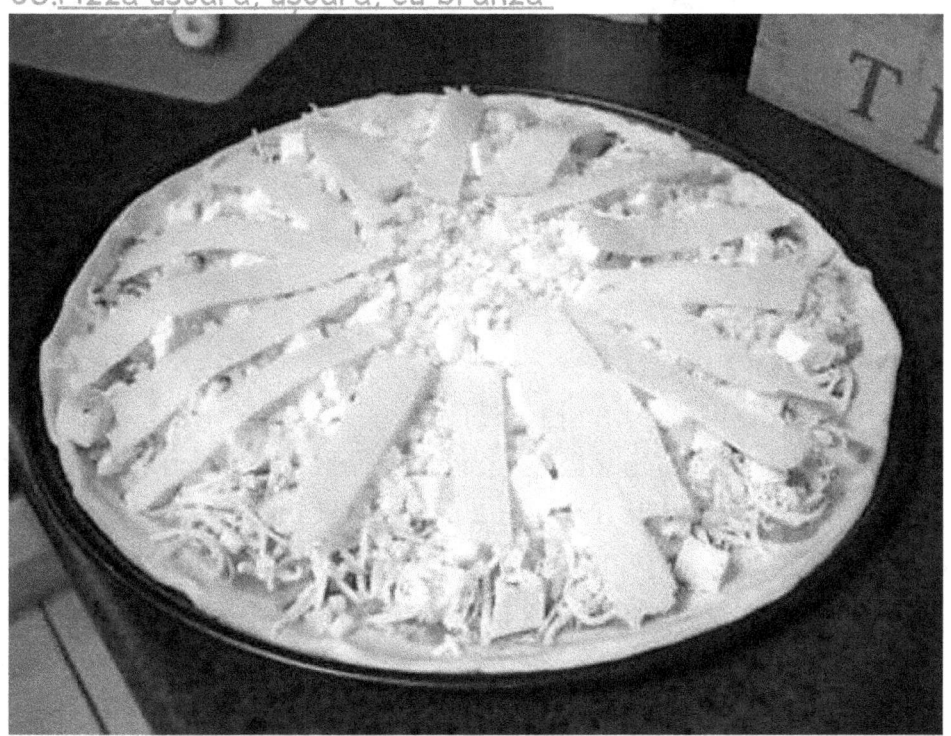

Timp total: 35 MIN| Servire: 3

INGREDIENTE:

- 2 oua intregi
- 1 cană brânză cheddar, rasă
- 1 lingură coajă de psyllium
- 3 linguri sos pesto

INSTRUCȚIUNI:

- Preîncălziți cuptorul la 350 F.
- Se amestecă ouăle și brânza împreună cu coaja de psyllium într-un castron și se combină bine.
- Amestecul se pune pe hartie de copt si se intinde destul de subtire. Se da la cuptor pentru 15-20 de minute. Amintiți-vă să fiți cu ochii pe el, deoarece devine maro și crocant rapid în raport cu grosimea, nu îl faceți prea subțire.
- Odată fiert, scoateți din cuptor și puneți ce doriți peste bază, cum ar fi sosul pesto sau sosul de roșii.
- Acoperiți cu toppingurile preferate de pizza, cum ar fi felii de bacon, pui pepperoni, roșii proaspete și busuioc proaspăt.

NUTRIȚIE: Calorii 335 | Grasimi totale 27g | Carbohidrați neți: 3,2 g | proteine 18g)

39. Zero-Belly Trio Queso Quesadilla

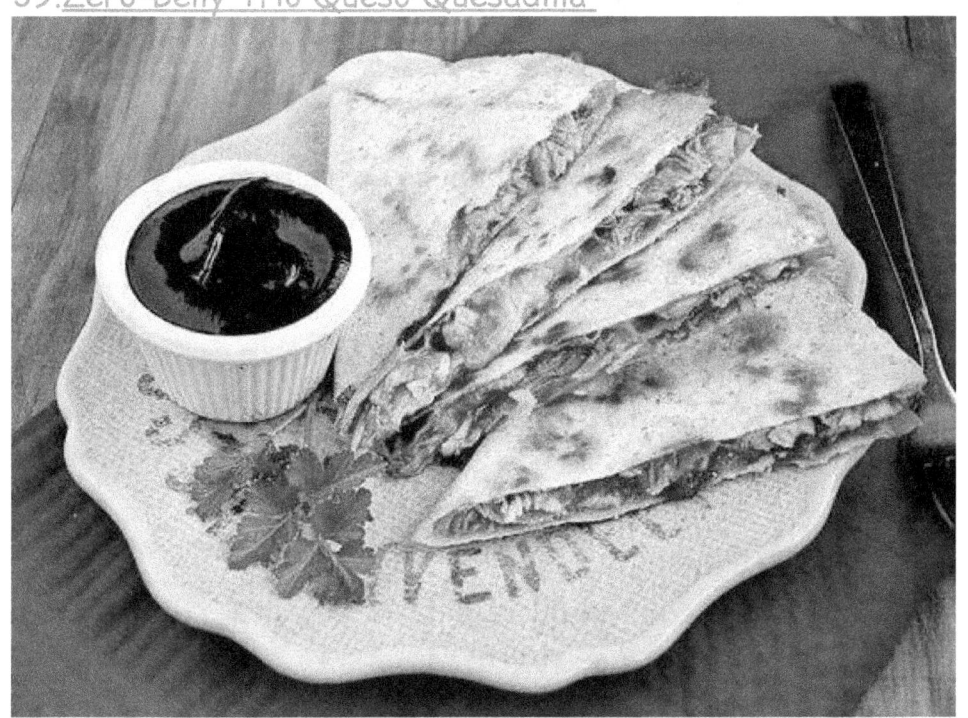

Timp total: 20 MIN| Servire: 1

INGREDIENTE:

- ¼ cană brânză pepper jack, mărunțită
- ¼ cană brânză cheddar tăioasă, mărunțită
- 1 cană brânză mozzarella, brânză
- 2 linguri faina de cocos
- 1 ou organic
- ½ linguriță pudră de usturoi
- 1 lingura lapte de migdale, neindulcit

INSTRUCȚIUNI:

- Setați cuptorul la 350 F.
- Pune mozzarella la microunde în cuptorul cu microunde până când începe să se topească.
- Lăsați mozzarella să se răcească înainte de a adăuga făina de cocos, oul, usturoiul praf și laptele.
- Amestecați bine până obțineți o consistență asemănătoare aluatului.
- Asezati aluatul intre doua hartii de copt si rulati plat.
- Scoateți hârtia de copt de deasupra, transferați aluatul pe o foaie de copt și puneți-l la cuptor pentru 10 minute.
- Scoateți din cuptor și lăsați să se răcească câteva minute înainte de a acoperi cu brânzeturi pe jumătate din tortilla pregătită.
- Îndoiți în jumătate și puneți din nou la cuptor pentru 5 minute sau până când brânza se topește.

NUTRIȚIE: Calorii 977 | Grasimi totale 73g | Carbohidrați neți: 12g | proteine 63 g)

40. Slănină și brânză topită

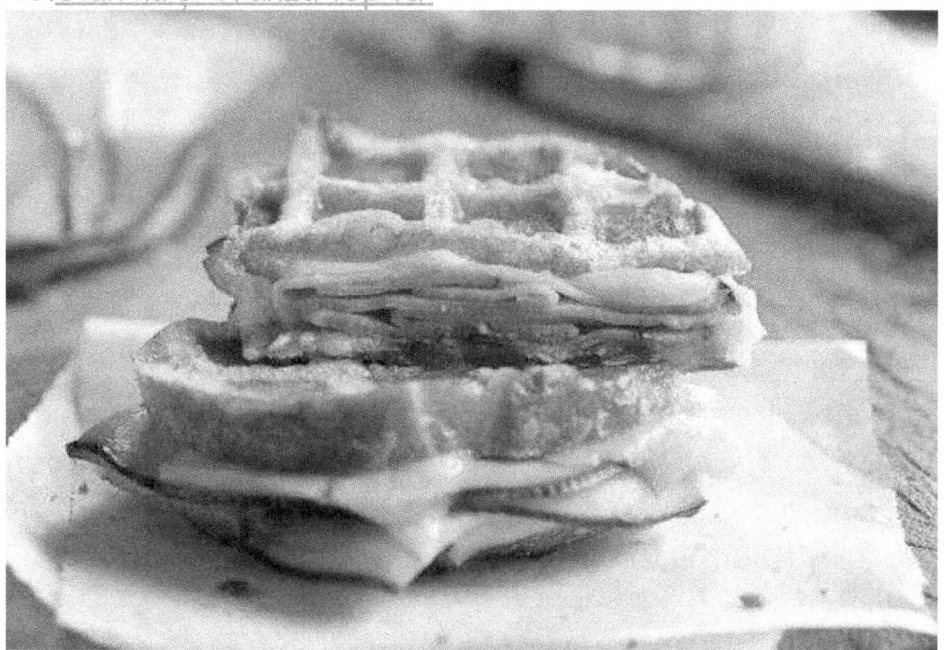

Timp total: 15 MIN| Servire: 2

INGREDIENTE:
- 8 bucăți de bețișoare de brânză mozzarella
- 8 fasii de bacon
- Ulei de măsline pentru prăjit

INSTRUCȚIUNI:
- Preîncălziți friteuza la 350 F.
- Înfășurați un baton de brânză cu o fâșie de slănină și fixați cu o scobitoare. Repetați până când ați folosit toată slănina și brânza.
- Prăjiți bețișoarele de brânză în friteuză timp de 3 minute.
- Scoateți și puneți deasupra unui prosop de hârtie.
- Serviți cu o salată verde cu frunze în lateral.

NUTRIȚIE: Calorii 590 | Grasimi totale 50g | Carbohidrați neți: 0g | proteine 34 g)

41. Rula BLT

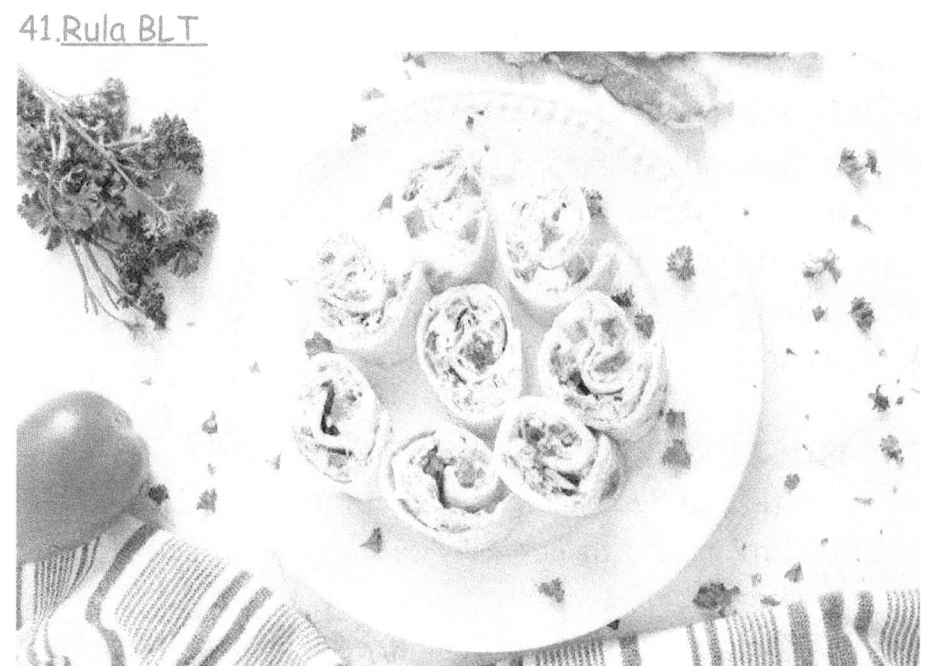

Timp total: 10 MIN| Servire: 1

INGREDIENTE:
- 4 frunze, salata romana
- 4 fasii de bacon, fierte si maruntite
- 4 felii de curcan delici
- 1 cană de roșii cherry tăiate în jumătate
- 2 linguri maioneza

INSTRUCȚIUNI:
- Așezați felia de curcan deasupra frunzelor de salată.
- Întindeți maioneză pe felia de curcan și apoi acoperiți cu roșii cherry și slănină deasupra.
- Rulați salata verde și apoi asigurați cu o scobitoare.
- Serviți imediat.

NUTRIȚIE: Calorii 382 | Grăsimi totale 38,5g | Carbohidrați neți: 11,5 g | Proteine 4,1 g | Fibre 6,3 g)

42. Pizza Portobello

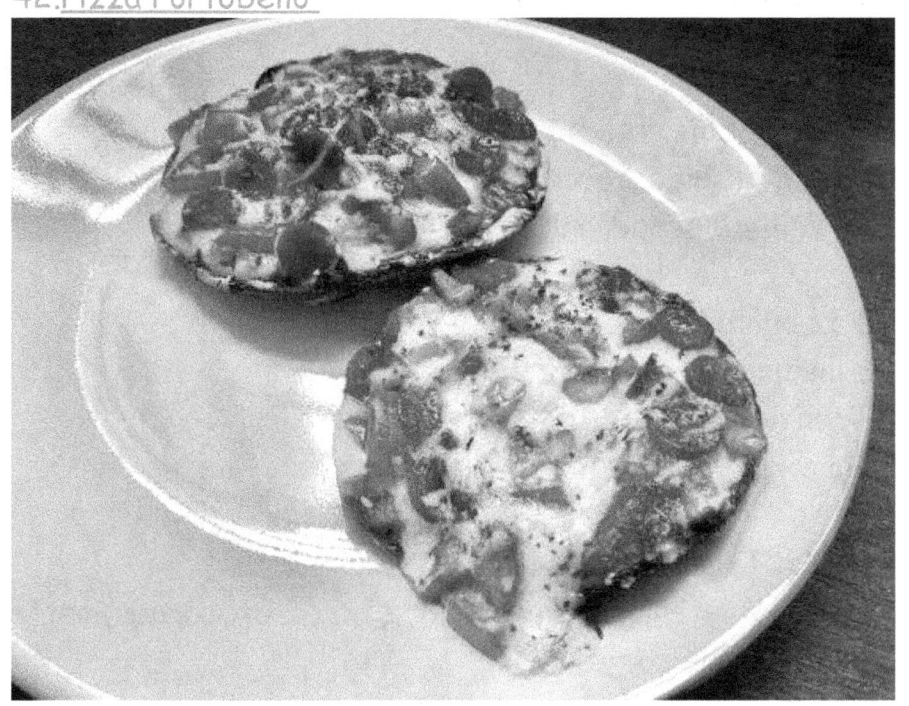

Timp total: 25 MIN| Portie: 4

INGREDIENTE:
- 1 roșie medie, feliată
- ¼ cană busuioc, tocat
- 20 felii de pepperoni
- 4 capace de ciuperci Portobello
- 4 oz brânză mozzarella
- 6 linguri ulei de măsline
- Piper negru
- Sare

INSTRUCȚIUNI:
- Scoateți interiorul ciupercilor și scoateți carnea, astfel încât să rămână coaja.
- Ungeti ciupercile cu jumatate de ulei si asezonati cu piper si sare; se lasa la gratar 5 minute apoi se rastoarna si se unge cu restul de ulei. Coaceți încă 5 minute.
- Adăugați roșii în interiorul cojii și acoperiți cu busuioc, pepperoni și brânză. Se fierb timp de 4 minute până când brânza se topește.
- Serviți cald.

NUTRIȚIE: Calorii 321 | Grasimi totale 31g | Carbohidrați neți: 2,8 g | Proteine 8,5g | Fibre 1,3 g)

43.Pizza cu busuioc si ardei gras

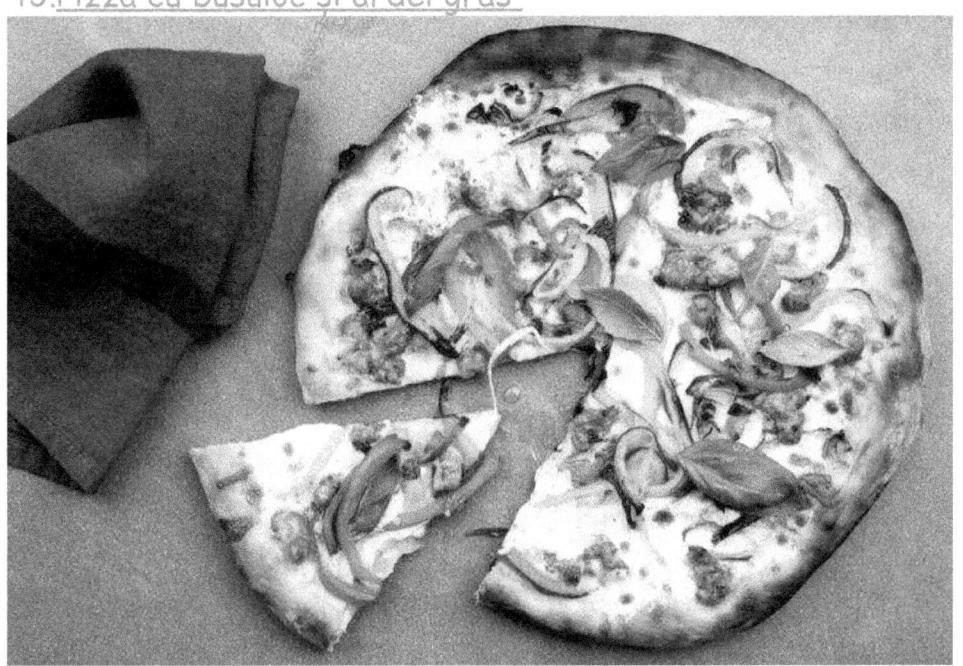

Timp total: 30 MIN| Servire: 2

INGREDIENTE:
PENTRU BAZĂ:
- ½ cană făină de migdale
- 2 linguri crema de branza
- 1 ou
- ½ linguriță sare
- 6 oz brânză mozzarella
- 2 linguri de coajă de psyllium
- 2 linguri de parmezan
- 1 lingurita condimente italiene
- ½ lingurita piper negru

PENTRU TOPPING:
- 1 roșie medie, feliată
- 2/3 ardei gras, feliat
- 4 oz brânză cheddar, mărunțită
- ¼ cană sos de roșii
- 3 linguri busuioc, tocat

INSTRUCȚIUNI:
- Preîncălziți cuptorul la 400 F. Puneți mozzarella într-un vas sigur pentru cuptorul cu microunde și topește-l timp de 1 minut, amestecând din când în când.
- Adăugați crema de brânză la mozzarella topită și amestecați.
- Se amestecă ingredientele uscate pentru bază într-un bol, se adaugă oul și se amestecă. Adăugați amestecul de brânză și folosiți mâinile pentru a combina într-un aluat.

- Formați aluatul într-un cerc, coaceți timp de 10 minute și scoateți din cuptor. Acoperiți cu sos de roșii, roșii, busuioc, ardei gras și brânză cheddar.
- Reveniți la cuptor și coaceți încă 10 minute.
- Serviți cald.

NUTRIȚIE: Calorii 410 | Grăsimi totale 31,3 g | Carbohidrați neți: 5,3 g | Proteine 24,8g | Fibre 5,8 g)

PĂSĂRI

44.Plăcintă cu pui

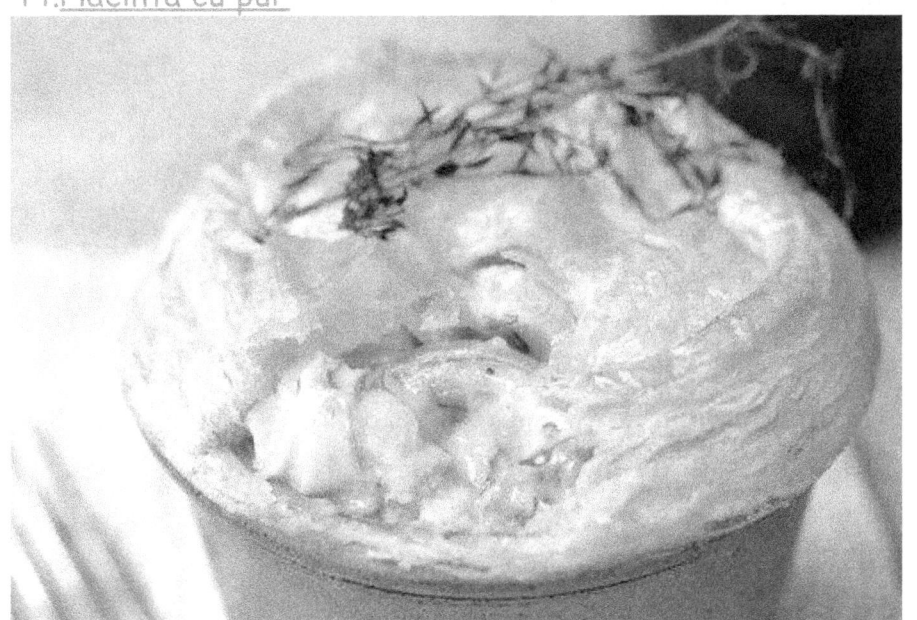

Timp total: 30 MIN| Portie: 5

INGREDIENTE:
- ½ lb. pulpe de pui dezosate tăiate în bucăți mici
- 3,5 oz bacon, tocat
- 1 morcov, tocat
- ¼ cană pătrunjel, tocat
- 1 cană smântână groasă
- 2 praz de ceapa, tocat
- 1 cană de vin alb
- 1 lingura ulei de masline
- Sare si piper dupa gust

PENTRU CRASTĂ
- 1 cană făină de migdale
- 2 linguri de apă
- 1 lingura stevia
- 1½ lingurita de unt
- ½ linguriță sare

INSTRUCȚIUNI:
- Pregătiți mai întâi crusta combinând toate ingredientele. Pus deoparte.
- Încinge uleiul de măsline într-o tigaie la foc mediu-înalt. Se aruncă prazul tocat și se amestecă. Transferați pe o farfurie.
- Se arunca carnea de pui si baconul si se fierbe pana se rumeneste si se adauga prazul.
- Se adauga morcovii si se toarna vinul alb si apoi se reduce focul la mediu.
- Adăugați pătrunjelul și turnați bine smântâna groasă în amestec. Transferați într-o tavă de copt.

- Se acopera cu crusta pregatita si se da la cuptor pana cand crusta devine maro aurie si crocanta.
- Se lasă să se odihnească 20 de minute înainte de servire.

NUTRIȚIE: Calorii 396| Grasimi totale 33g | Carbohidrați neți: 6,5 g | Proteine 12,1 g | Fibre: 2,5 g)

45.Pui Parmigiana Clasic

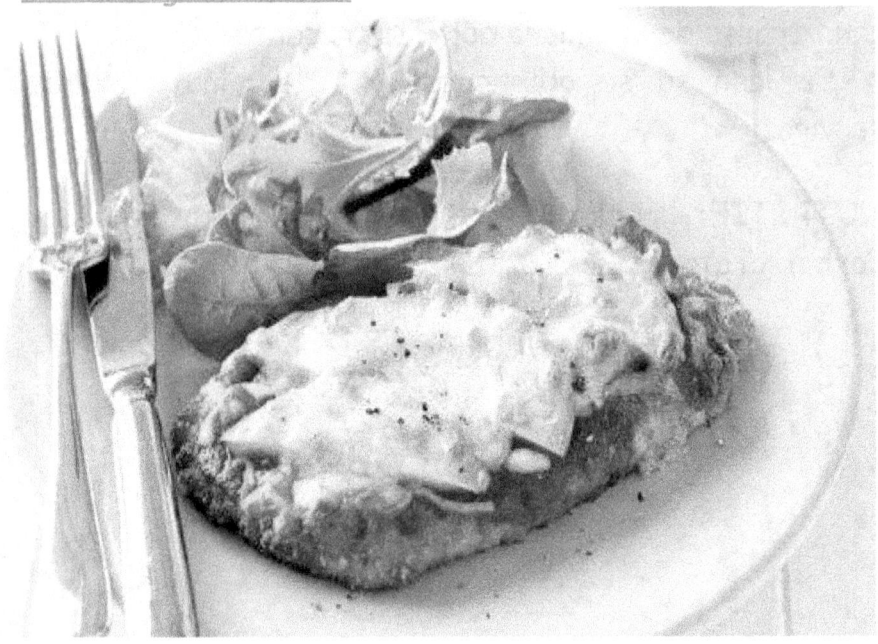

Timp total: 50 MIN| Servire: 2

INGREDIENTE:
- 2 buc pulpe de pui dezosate
- 8 fasii de bacon, tocate
- ½ cană de brânză parmezan, rasă
- ½ cană de brânză mozzarella, mărunțită
- 1 ou organic
- 1 rosie taiata cubulete din conserva

INSTRUCȚIUNI:
- Setați cuptorul la 450 F.
- Se înmoaie puiul și se pune deoparte.
- Pune parmezanul pe o farfurie.
- Spargeți oul într-un castron și bateți. Și înmuiați puiul în el.
- Transferați pe farfuria cu brânză și ungeți puiul cu parmezan.
- Se unge tava de copt cu unt, se aseaza pulpele de pui si se da la cuptor pentru 30-40 de minute.
- În timp ce așteptați ca puiul să se coacă, gătiți baconul.
- Se toarnă roșiile cu baconul și se amestecă. Reduceți focul la mic și lăsați să fiarbă și să reducă.
- Scoateți puiul din cuptor când este gata și turnați-l peste sosul de roșii.
- Se presara cu mozzarella deasupra si se da din nou la cuptor pentru a topi branza.
- Se serveste fierbinte.

NUTRIȚIE: Calorii 826 | Grăsimi totale 50,3 g | Carbohidrați neți: 6,2 g | Proteine 83,2g | Fibre: 1,2 g)

46. Friptură de pulpe de curcan

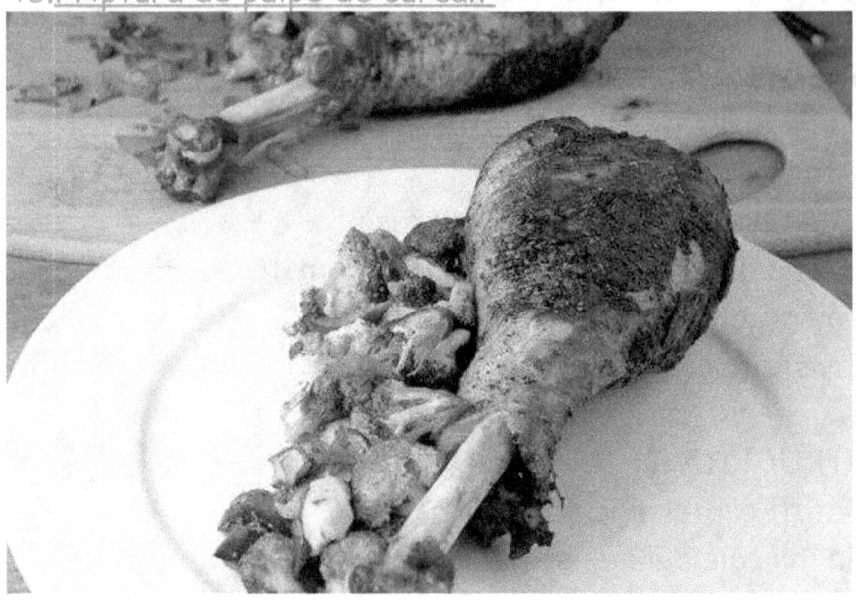

Timp total: 1 HR 20 MIN| Portie: 4

INGREDIENTE:
- 2 buc pulpe de curcan
- 2 linguri ghee

PENTRU RUB:
- ¼ lingurita cayenne
- ½ linguriță de cimbru, uscat
- ½ linguriță pudră de chili ancho
- ½ linguriță pudră de usturoi
- ½ linguriță praf de ceapă
- 1 lingurita de fum lichid
- 1 lingură Worcestershire
- Sare si piper dupa gust

INSTRUCȚIUNI:
- Setați cuptorul la 350 F.
- Combinați toate ingredientele pentru frecare într-un bol. Se bate bine.
- Uscați pulpele de curcan cu un prosop curat și frecați-le generos cu amestecul de condimente.
- Încingeți ghee-ul la foc mediu-înalt într-o tigaie de fontă și apoi prăjiți pulpele de curcan timp de 2 minute pe fiecare parte.
- Pune curcanul la cuptor pentru o oră.

NUTRIȚIE: Calorii 382 | Grăsimi totale 22,5g | Carbohidrați neți: 0,8 g | Proteine 44g | Fibre: 0,0 g)

47. Pui grecesc fiert lent

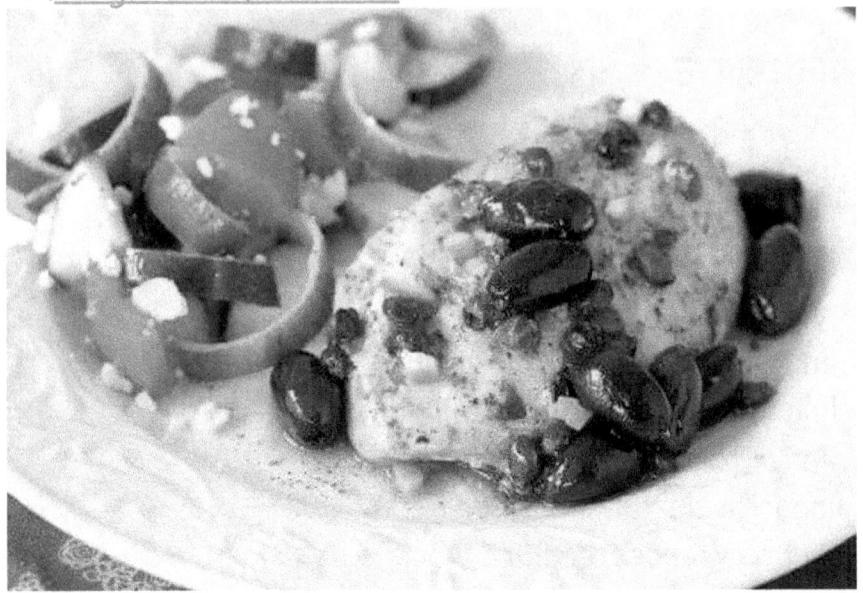

Timp total: 7 HR 10 MIN| Portie: 4

INGREDIENTE:

- 4 buc pulpe de pui dezosate
- 3 catei de usturoi, tocati
- 3 linguri suc de lamaie
- 1 ½ cană apă fierbinte
- 2 cuburi de bulion de pui
- 3 linguri Rub grecesc

INSTRUCȚIUNI:

- Ungeți aragazul lent cu spray de gătit
- Asezonați puiul cu frec grecesc urmat de usturoiul tocat.
- Transferați puiul în aragazul lent și stropiți deasupra cu suc de lămâie.
- Se sfărâmă cuburile de pui și se pun în aragazul lent. Se toarnă apa și se amestecă.
- Acoperiți și gătiți la foc mic timp de 6-7 ore.

NUTRIȚIE: Calorii 140 | Grăsimi totale 5,7 g | Carbohidrați neți: 2,2 g | Proteine 18,6 g)

48.Pui prăjit învelit în bacon

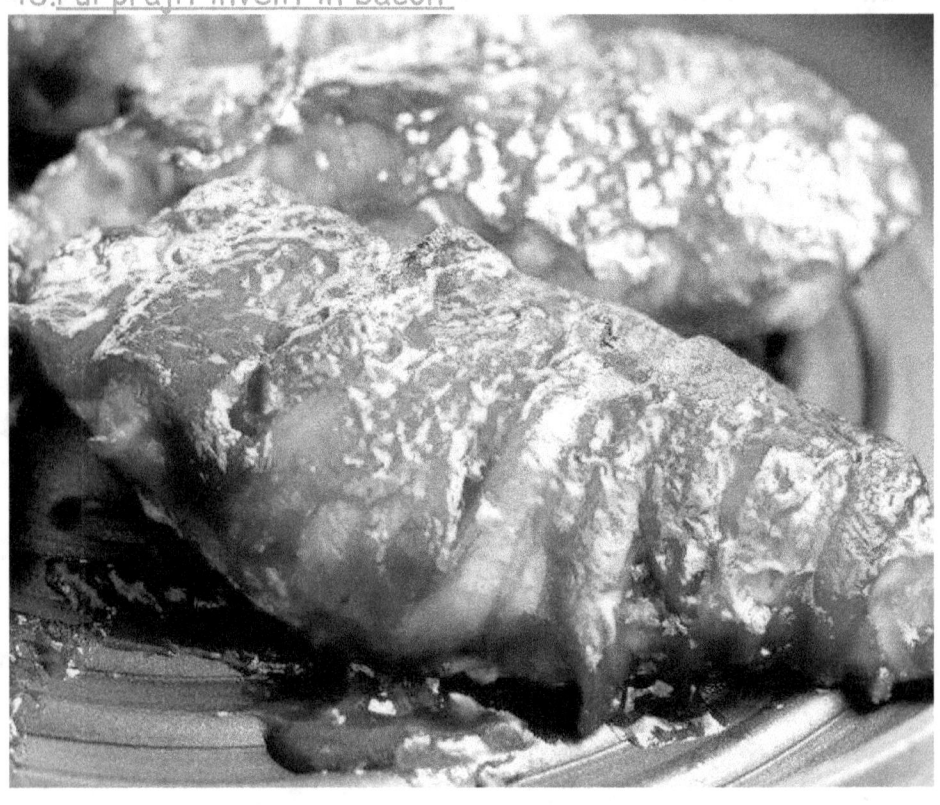

Timp total: 1 HR 25 MIN| Servire: 6

INGREDIENTE:

- 1 pui intreg imbracat
- 10 fasii de bacon
- 3 crengute de cimbru proaspat
- 2 bucati de tei
- Sare si piper dupa gust

INSTRUCȚIUNI:

- Setați cuptorul la 500 F.
- Clătiți bine puiul și umpleți-l cu crenguțele de lime și cimbru.
- Se condimenteaza puiul cu sare si piper si apoi se inveleste puiul cu bacon.
- Se condimentează din nou cu sare și piper și apoi se așează pe o tavă de prăjit deasupra unei foi de copt (ai grijă să prindă sucurile) și se da la cuptor pentru 15 minute.
- Coborâți temperatura la 350 F și apoi prăjiți încă 45 de minute.
- Scoateți puiul din cuptor, acoperiți cu folie și lăsați-l deoparte 15 minute.
- Se iau sucurile din tavă și se pun într-o cratiță. Aduceți la fierbere la foc mare și folosiți un amestec de imersie pentru a amesteca toate „lucrurile bune" din suc.
- Serviți puiul cu sosul în lateral.

NUTRIȚIE: Calorii 375 | Grăsimi totale 29,8g | Carbohidrați neți: 2,4 g | Proteine 24,5g | Fibre: 0,9 g)

49. Pui crocant la curry

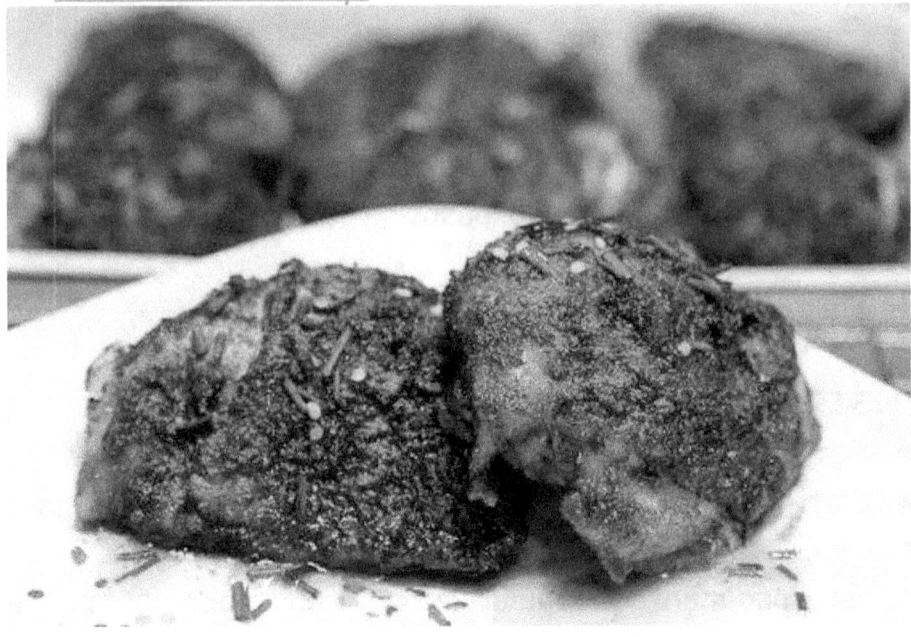

Timp total: 60 MIN| Portie: 4

INGREDIENTE:
- 4 buc pulpe de pui
- ¼ cană ulei de măsline
- 1 lingurita pudra de curry
- ¼ linguriță de ghimbir
- ½ linguriță de chimion, măcinat
- ½ lingurita boia afumata
- ½ linguriță pudră de usturoi
- ¼ lingurita cayenne
- ¼ linguriță ienibahar
- ¼ linguriță pudră de chili
- Un praf de coriandru, macinat
- Un praf de scortisoara
- Un praf de cardamom
- ½ linguriță sare

INSTRUCȚIUNI:
- Setați cuptorul la 425 F.
- Combinați toate condimentele împreună.
- Tapetați o foaie de copt cu folie și așezați puiul pe ea.
- Stropiți puiul cu ulei de măsline și frecați.
- Presărați amestecul de condimente deasupra și apoi frecați din nou, asigurându-vă că acoperiți puiul cu condimente.
- Se da la cuptor pentru 50 de minute.
- Se lasă să se odihnească 5 minute înainte de servire.

NUTRIȚIE: Calorii 277 | Grăsimi totale 19,9 g | Carbohidrați neți: 0,6 g | Proteine 42,3 g)

50. Aripioarele perfecte de pui la cuptor

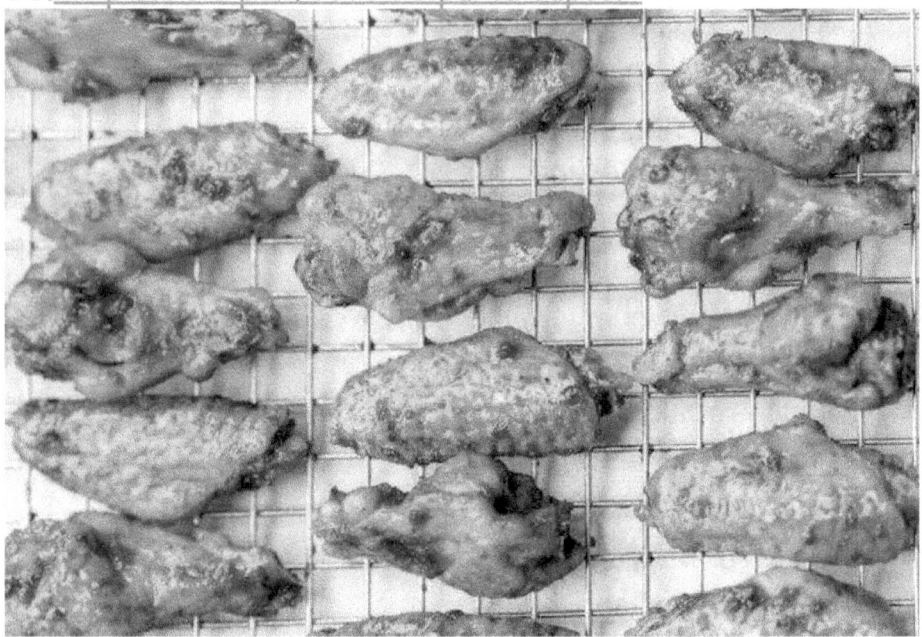

Timp total: 40 MIN| Servire: 2

INGREDIENTE:

- 2,5 lbs de aripioare de pui
- ½ lingurita bicarbonat de sodiu
- 1 lingurita praf de copt
- Sare două chei
- 4 linguri de unt, topit

INSTRUCȚIUNI:

- Adăugați toate ingredientele (cu excepția untului) într-o pungă Ziploc și agitați, asigurându-vă că aripioarele sunt acoperite cu amestecul.
- Pune la frigider peste noapte.
- Când sunteți gata să gătiți, setați cuptorul la 450 F.
- Asezati aripioarele pe o tava de copt si gatiti la cuptor pentru 20 de minute.
- Întoarceți aripioarele și coaceți încă 15 minute.
- Se topește untul și se stropește peste aripioare.

NUTRIȚIE: Calorii 500 | Grăsimi totale 0,0 g | Carbohidrați neți: 38,8 g | Proteine 44g | Fibre: 34 g)

51. Pui în sos Kung Pao

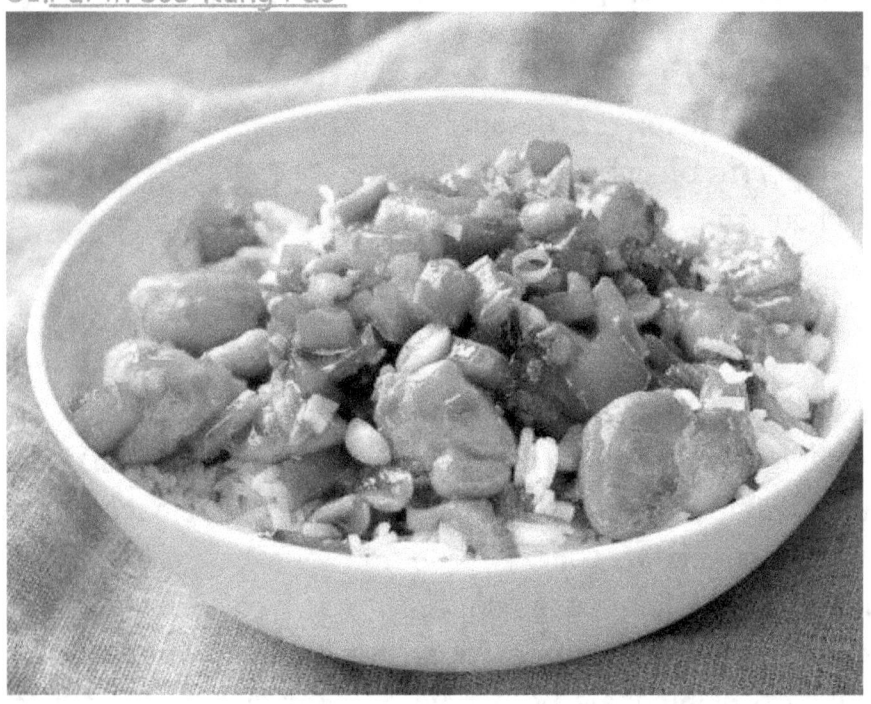

Timp total: 25 MIN| Servire: 2

INGREDIENTE:
- 2 pulpe de pui dezosate tăiate în bucăți mai mici
- ½ ardei verde, tocat
- 2 buc ceapa primavara, taiata felii subtiri
- ¼ cană alune, tocate
- 1 lingurita ghimbir, ras
- ½ linguriță fulgi de chili roșu
- Sare si piper dupa gust

PENTRU SOS:
- 2 linguri otet de vin de orez
- 1 lingura Zero-Belly Ketchup
- 2 linguri de pasta de usturoi chili
- 1 lingură sos de soia cu conținut scăzut de sodiu
- 2 linguri ulei de susan
- 2 linguri stevia lichida
- ½ linguriță sirop de arțar

INSTRUCȚIUNI:
- Asezonați puiul cu sare, piper și ghimbir ras.
- Pune o tigaie de fontă la foc mediu-înalt și adaugă puiul când tigaia este fierbinte. Gatiti 10 minute.
- Bateți toate ingredientele pentru sos într-un castron în timp ce așteptați ca puiul să se gătească.
- Adăugați ardeiul verde, ceapa primăvară și alunele în tigaia cu puiul și gătiți încă 4-5 minute.
- Adăugați sosul în tigaie, amestecați și lăsați să fiarbă.

NUTRIȚIE: Calorii 362 | Grăsimi totale 27,4 g | Carbohidrați neți: 3,2 g | Proteine 22,3 g)

52.Pizza cu pui la gratar

Timp total: 20 MIN| Portie: 4

INGREDIENTE:
- 1 cană de pui prăjit, mărunțit
- 4 linguri sos BBQ
- ½ cană brânză cheddar
- 1 lingură maioneză
- 4 linguri sos de rosii natural

PENTRU CRISTĂ DE PIZZA
- 6 linguri de parmezan, ras
- 6 oua bio
- 3 linguri pulbere de coajă de psyllium
- 2 linguri condimente italiene
- Sare si piper dupa gust

INSTRUCȚIUNI:
- Vezi mai sus două 425 F.
- Pune toate ingredientele pentru crusta intr-un robot de bucatarie si pulsa pana obtii un aluat gros.
- Modelați aluatul de pizza și puneți-l la cuptor pentru 10 minute.
- Acoperiți crusta gătită cu sosul de roșii, urmat de pui, brânză și un strop de sos BBQ și maioneză deasupra.

NUTRIȚIE: Calorii 357 | Grăsimi totale 24,5g | Carbohidrați neți: 2,9 g | Proteine 24,5 g)

53.Pui fiert lent Masala

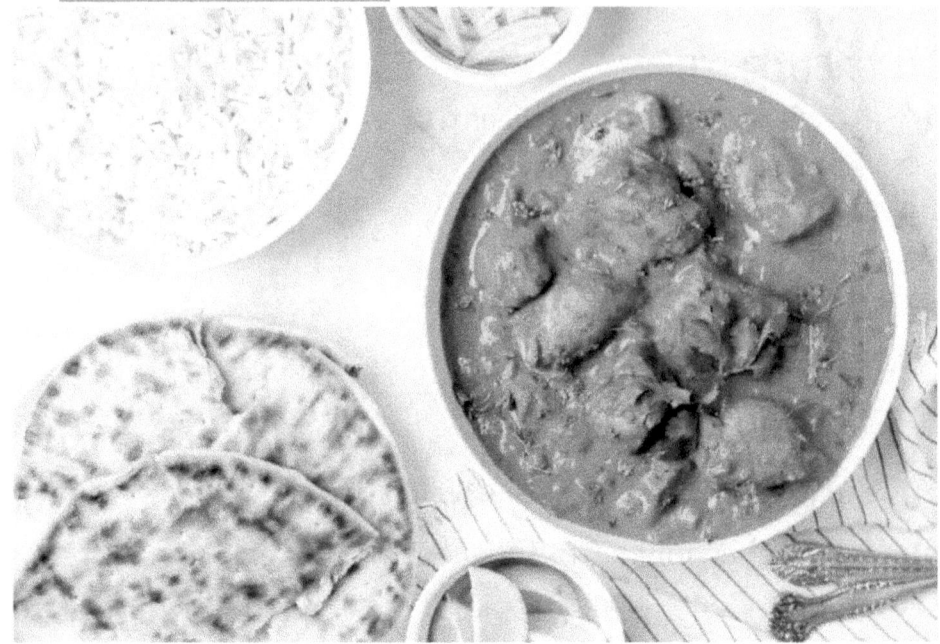

Timp total: 3 HR 10 MIN| Servire: 2

INGREDIENTE:
- 1 ½ lbs. pulpe de pui dezosate, tăiate în bucăți mici
- 2 catei de usturoi
- 1 lingurita ghimbir, ras
- 1 lingurita praf de ceapa
- 3 linguri masala
- 1 lingurita boia
- 2 linguri sare
- ½ cană lapte de cocos (împărțit în 2)
- 2 linguri pasta de tomate
- ½ cană de roșii tăiate cubulețe
- 2 linguri ulei de masline
- ½ cană smântână groasă
- 1 lingurita stevia
- Coriandru proaspăt pentru garnitură

INSTRUCȚIUNI:
- Puneți mai întâi puiul în aragazul lent. Adăugați ghimbirul ras, usturoiul și restul condimentelor. Se amestecă.
- Apoi adăugați pasta de roșii și roșiile tăiate cubulețe și amestecați din nou.
- Se toarnă jumătate din laptele de cocos și se amestecă și apoi se fierbe la foc mare timp de 3 ore.
- Când ați terminat de gătit, adăugați laptele de cocos rămas, smântâna groasă, stevia și amestecați din nou.
- Se serveste fierbinte.

NUTRIȚIE: Calorii 493 | Grăsimi totale 41,2 g | Carbohidrați neți: 5,8 g | proteine 26 g)

54. Pui la cuptor cu unt

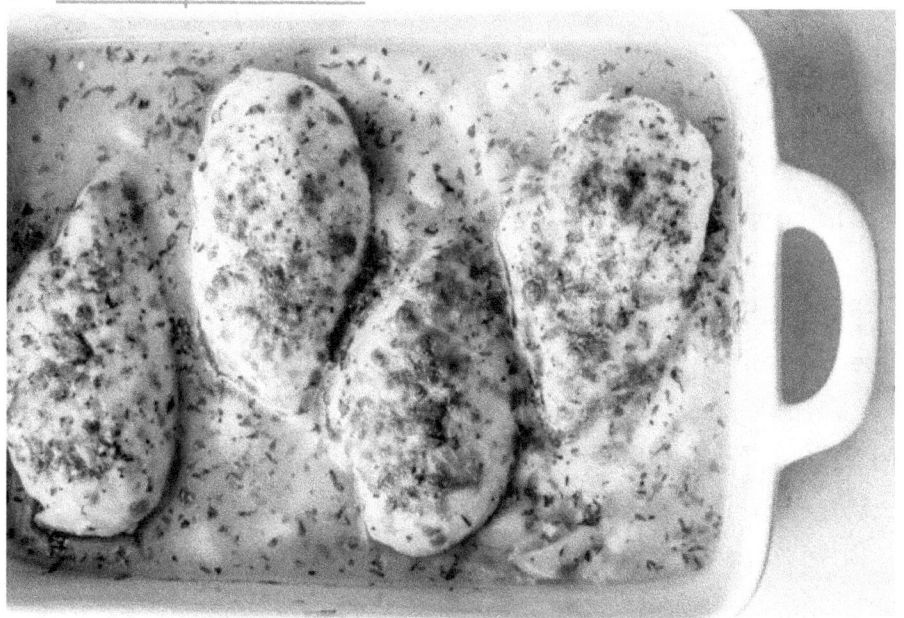

Timp total: 1 HR 10 MIN| Portie: 2

INGREDIENTE:
- 4 buc pulpe de pui
- ¼ cană unt organic moale
- 1 lingurita rozmarin, uscat
- 1 lingurita busuioc, uscat
- ½ linguriță sare
- ½ lingurita piper

INSTRUCȚIUNI:
- Vezi mai sus două 350 F.
- Bateți toate ingredientele (cu excepția puiului) într-un castron.
- Asezati pulpele de pui pe o tava tapetata cu folie si ungeti generos cu amestecul de unt.
- Pune puiul la cuptor pentru o oră.
- Serviți cald.

NUTRIȚIE: Calorii 735 | Grăsimi totale 33,7 g | Carbohidrați neți: 0,8 g | Proteine 101,8 g)

55. Pui parmezan

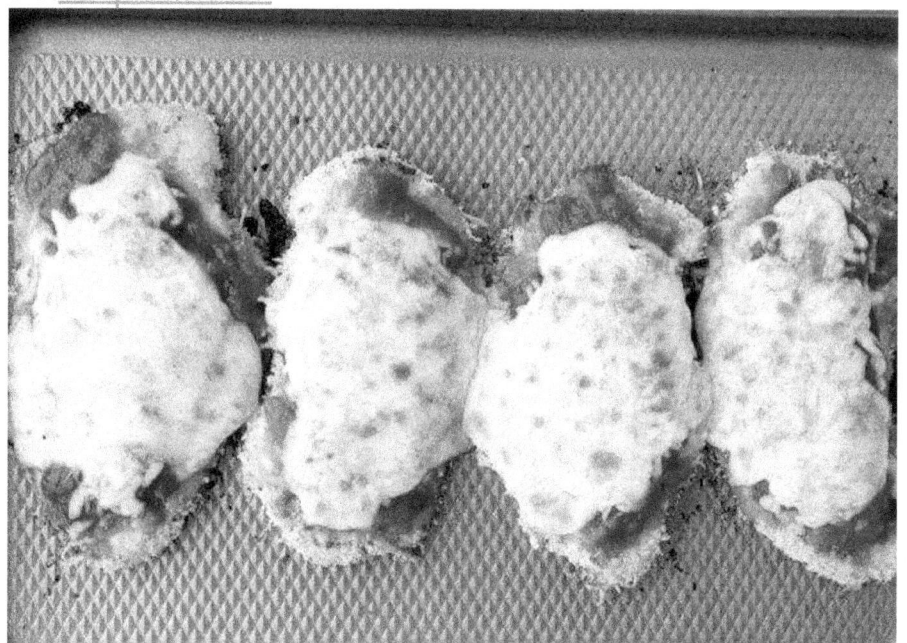

Timp total: 25 MIN| Portie: 4

INGREDIENTE:
PENTRU PUI:
- 3 piept de pui
- 1 cană brânză Mozzarella
- Sare
- Piper negru

PENTRU ACOPERIRE:
- ¼ cană făină din semințe de in
- 1 lingurita oregano
- ½ linguriță piper negru
- ½ linguriță pudră de usturoi
- 1 ou
- 2,5 oz coji de porc
- ½ cană parmezan
- ½ linguriță de sare
- ¼ linguriță fulgi de ardei roșu
- 2 linguri Boia de ardei
- 1 ½ linguriță supă de pui

PENTRU SOS:
- 1 cană sos de roșii, cu conținut scăzut de carbohidrați
- 2 catei de usturoi
- Sare
- ½ cană ulei de măsline
- ½ linguriță de oregano
- Piper negru

INSTRUCȚIUNI:
- Adăugați făină de in, condimentele, coji de porc și parmezan într-un procesor și măcinați până se combină.

● Toarnă pieptul de pui și bate oul cu bulion într-un recipient. Adăugați toate ingredientele pentru sos într-o tigaie, amestecați și puneți la foc mic să gătească.
● Înmuiați puiul în ou și apoi acoperiți cu amestec uscat.
● Se încălzește uleiul într-o tigaie și se prăjește puiul apoi se transferă într-o tavă. Acoperiți cu sos și mozzarella și coaceți timp de 10 minute.

NUTRIȚIE: Calorii 646 | Grăsimi totale 46,8g | Carbohidrați neți: 4g | Proteine 49,3 g | fibre 2,8 g)

FRUCTE DE MARE

56. Snapper dulce-acru

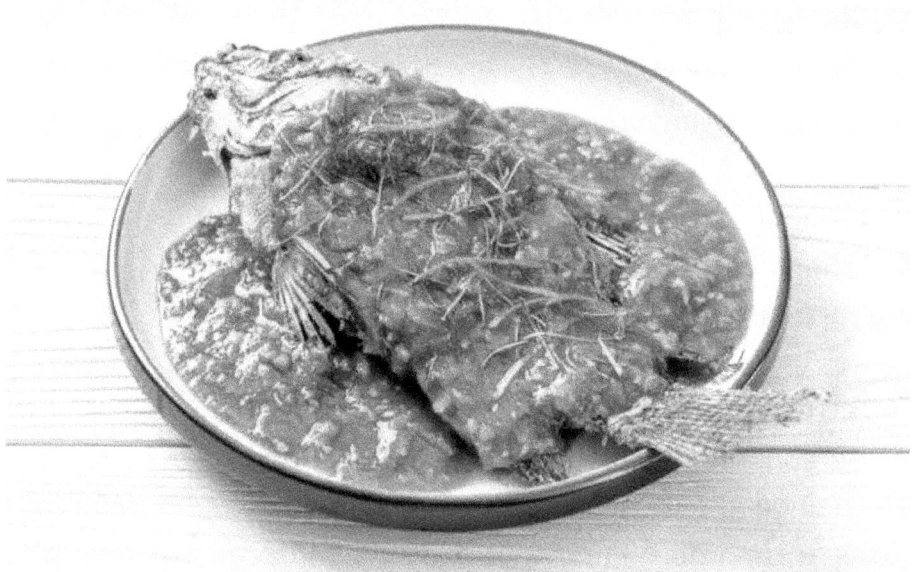

Timp total: 20 MIN| Servire: 2

INGREDIENTE:
- 4 file de snapper
- ¼ cană coriandru proaspăt, tocat
- 4 linguri suc de lime
- 6 buc litchi, feliate
- 2 linguri ulei de masline
- Sare si piper dupa gust

INSTRUCȚIUNI:
- Se condimentează fileurile cu sare și piper.
- Încinge uleiul de măsline într-o tigaie la foc mediu și gătește timp de 4 minute pe fiecare parte.
- Stropiți pește cu zeama de lămâie; adăugați coriandru și lichiul feliat.
- Reduceți focul la mic și lăsați să fiarbă încă 5 minute.
- Transferați pe o farfurie de servire și savurați.

NUTRIȚIE: Calorii 244 | Grăsimi totale 15,4 g | Carbohidrați neți: 0,1 g | Proteine 27,9 g)

57. Eglefin cremos

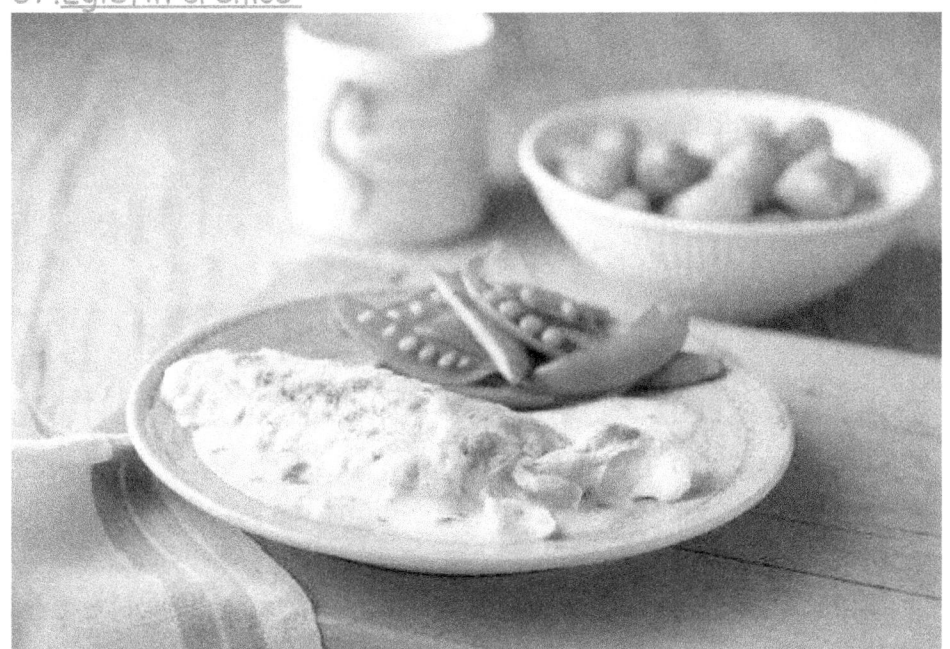

Timp total: 20 MIN| Servire: 2

INGREDIENTE:
- 5,3 oz eglefin afumat
- 1/2 apă clocotită
- 1 lingura de unt
- ¼ cană smântână
- 2 căni de spanac

INSTRUCȚIUNI:
- Încinge o cratiță la foc mediu.
- Amesteca apa clocotita cu smantana si untul intr-un castron.
- Puneți eglefinul și sosul în tigaie și lăsați să fiarbă până se evaporă apa, lăsând în urmă un sos cremos de unt.
- Serviți eglefinul, acoperit cu sosul pe spanac proaspăt sau ofilit.

NUTRIȚIE: Calorii 281 | Grăsimi totale 10g | Carbohidrați neți: 15g | proteine 18g)

58. Merluciu prăjit

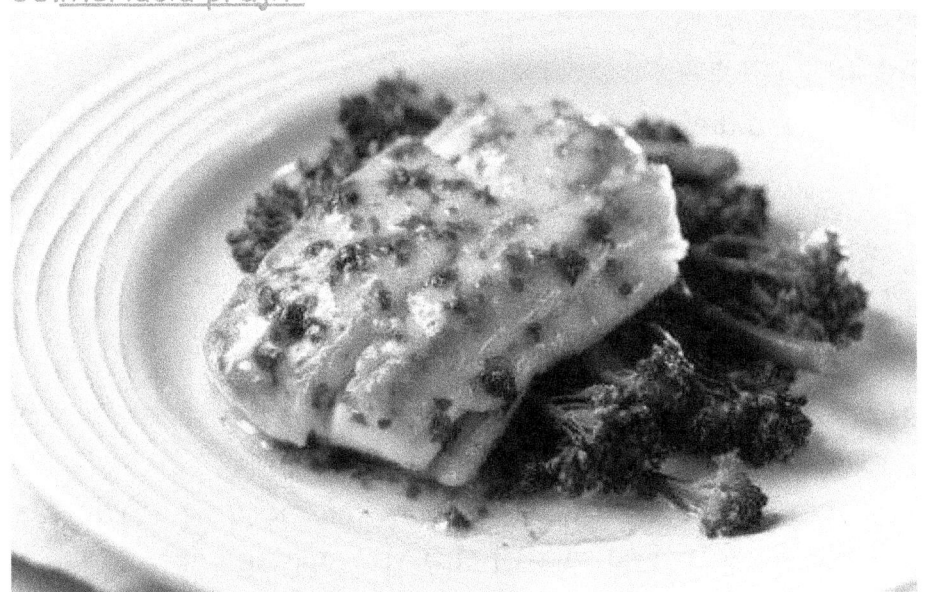

Timp total: 15 MIN| Servire: 1

INGREDIENTE:
- 1 lingura ulei de masline
- Sare si piper dupa gust
- 1 Toacă fileul
- Roți proaspete de lămâie

INSTRUCȚIUNI:
- Încinge uleiul de măsline într-o tigaie mare la foc mediu-înalt.
- Uscați peștele cu un prosop de hârtie de bucătărie și apoi condimentați cu sare și piper pe ambele părți.
- Prăjiți peștele aproximativ 4-5 minute pe fiecare parte, în funcție de grosimea lor, sau până când au o crustă aurie și pulpa se desprinde ușor cu o furculiță.

NUTRIȚIE: Calorii 170 | Grasimi totale 8g | Carbohidrați neți: 7g | proteine 18g)

59. Pesto și somon de migdale

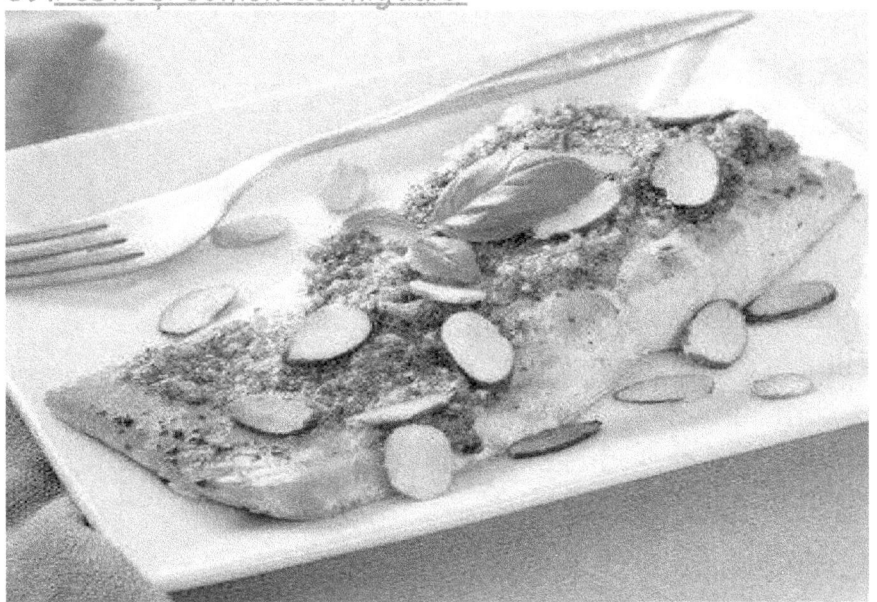

Timp total: 15 MIN | Servire: 2

INGREDIENTE:
- 1 cățel de usturoi
- ½ Lămâie
- ½ lingurita patrunjel
- 2 linguri de unt
- Mână Frisée
- 1 lingura ulei de masline
- ¼ cană migdale
- ½ linguriță sare de Himalaya
- 12 oz. Fileuri de somon
- ½ Șoală

INSTRUCȚIUNI:
- Adăugați migdalele, usturoiul și uleiul de măsline într-un procesor și amestecați până când amestecul devine pastos. Adauga patrunjel, sare si stoarce zeama de lamaie in amestec si pune deoparte pana este nevoie.
- Asezonați somonul cu piper și sare.
- Încălziți uleiul într-o tigaie și puneți pielea de somon într-o oală și gătiți timp de 3 minute pe fiecare parte.
- Adăugați untul în tigaie și încălziți până se topește; ungeți peștele cu unt și luați de pe foc.
- Serviți somonul cu frisee și pesto.

NUTRIȚIE: Calorii 610 | Grasimi totale 47g | Carbohidrați neți: 6g | Proteine 38g | Fibre: 1g)

60. Lime Avocado Somon

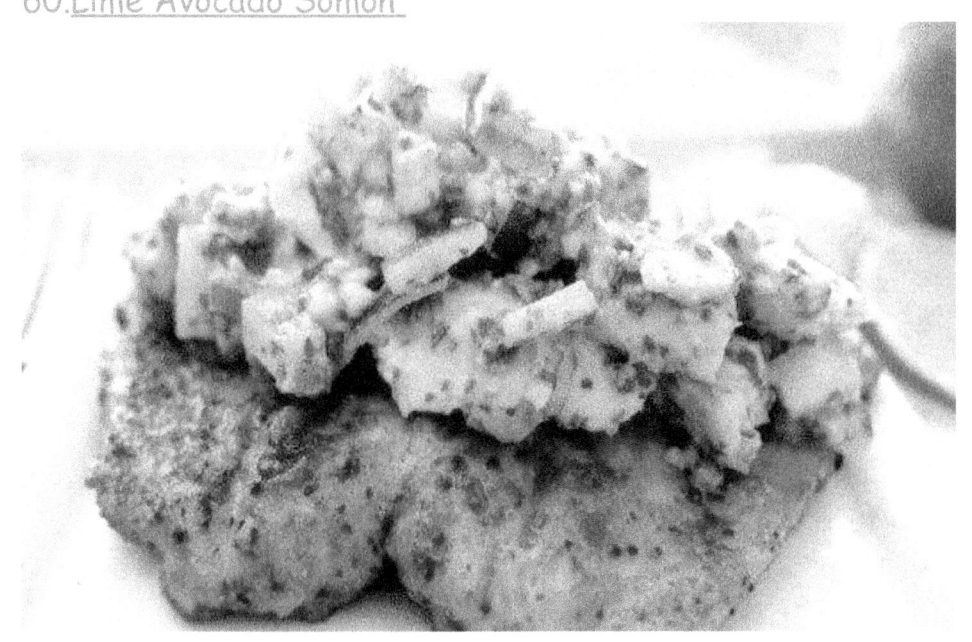

Timp total: 25 MIN| Servire: 2

INGREDIENTE:

- 1 avocado
- 2 linguri ceapa rosie (tocata)
- ½ cană de conopidă
- 12 oz. file de somon (2)
- ½ Lime

INSTRUCȚIUNI:

- Pune conopida într-un procesor și pulsează până când textura este asemănătoare cu orezul.
- Ungeți tigaia cu spray de gătit și adăugați orez în tigaie, gătiți timp de 8 minute cu capacul pus.
- Adăugați ingredientele rămase, cu excepția peștelui, într-un robot de bucătărie și amestecați până devine cremos și omogen.
- Încălziți uleiul ales într-o altă tigaie și puneți fileurile cu pielea în jos în oală. Gatiti 5 minute si adaugati sare si piper dupa gust. Întoarceți și gătiți încă 5 minute.
- Serviți somonul cu conopidă și acoperiți cu sos de avocado.

NUTRIȚIE: Calorii 420 | Grasimi totale 27g | Carbohidrați neți: 5g | Proteine 37 g | Fibre: 0,5 g)

61. Somon Glasat Susan Ghimbir

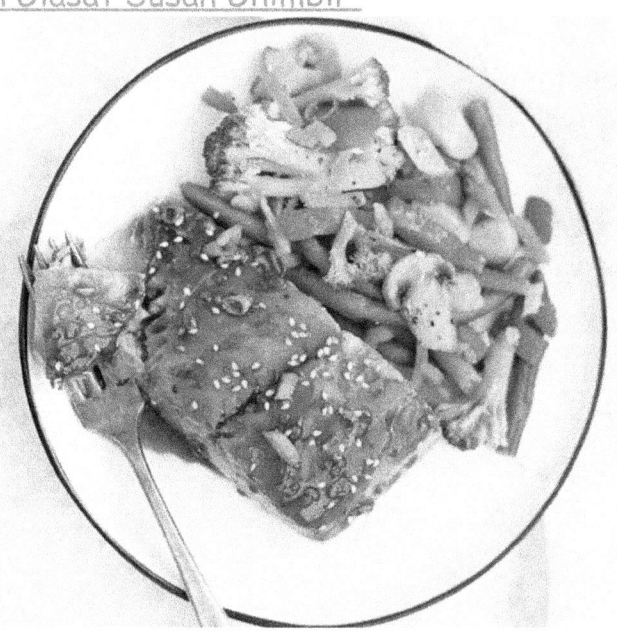

Timp total: 40 MIN| Servire: 2

INGREDIENTE:
- 2 linguri sos de soia
- 1 lingura otet de vin de orez
- 2 linguri de usturoi, ras
- 1 lingura Ketchup
- 10 oz file de somon
- 2 linguri ulei de susan
- 1 linguriță de ghimbir, tăiat cubulețe
- 1 lingura sos de peste
- 2 linguri vin alb

INSTRUCȚIUNI:
- Combinați sosul de soia, oțetul, usturoiul, ghimbirul și sosul de pește într-un castron și adăugați somonul. Marinați timp de 15 minute.
- Se încălzește uleiul de susan într-o tigaie până se afumă, apoi se adaugă peștele cu pielea în jos în tigaie. Gătiți timp de 4 minute, apoi răsturnați și gătiți încă 4 minute sau până când este gata.
- Adăugați marinata în oală și gătiți timp de 4 minute, scoateți din oală și lăsați deoparte.
- Adăugați alb și ketchup în sos și gătiți timp de 5 minute până se reduce.
- Serviți peștele cu sos.

NUTRIȚIE: Calorii 370 | Grăsimi totale 23,5g | Carbohidrați neți: 2,5 g | proteine 33 g)

62. Creveți cu unt

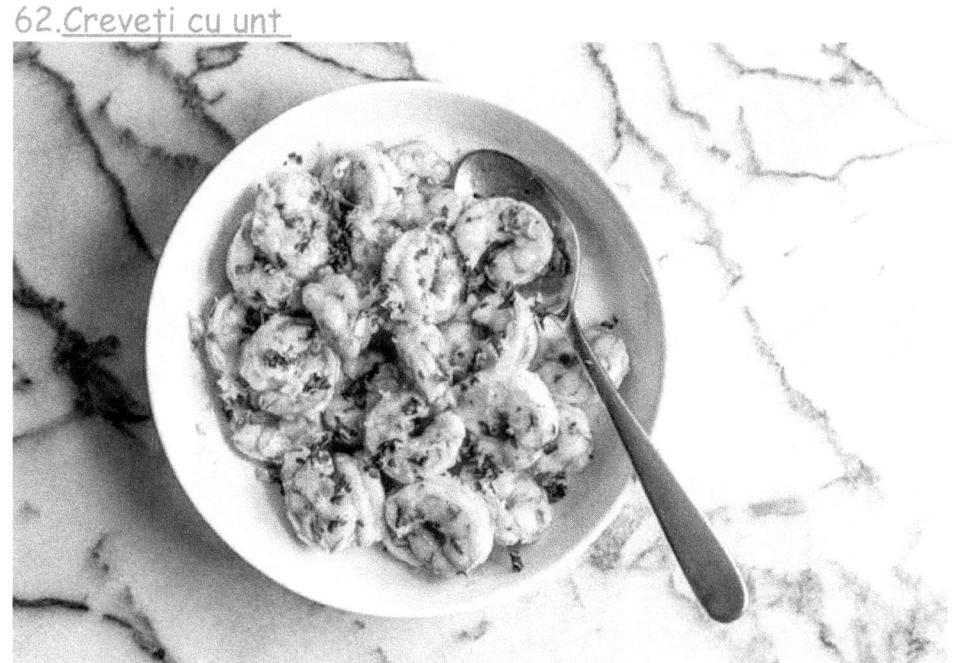

Timp total: 25 MIN| Servire: 3

INGREDIENTE:
PENTRU CREVEȚI ALUAȚI:
- 2 linguri faina de migdale
- ¼ linguriță pudră de curry
- 1 ou
- 3 linguri ulei de cocos
- 0,5 oz Parmigiano-Reggiano
- ½ linguriță Praf de copt
- 1 lingura de apa
- 12 creveți medii

PENTRU SOS DE UT:
- ½ ceapă, tocată
- 2 ardei iute thailandezi, tocat
- ½ cană smântână groasă
- Sare
- 2 linguri de unt, nesarat
- 1 cățel de usturoi, tăiat cubulețe
- 2 linguri frunze de curry
- 0,3 oz cheddar matur
- Piper negru
- 1/8 linguriță de semințe de susan

INSTRUCȚIUNI:
- Curățați și devine creveții; uscați creveții folosind un prosop de hârtie.
- Combinați toate ingredientele uscate pentru aluat, apoi adăugați apă și oul și amestecați bine pentru a se combina.

- Se încălzește uleiul de cocos într-o tigaie, se înmoaie creveții în aluat și se prăjesc până devin aurii. Scoateți din oală și lăsați deoparte să se răcească.
- Topiți untul într-o altă oală și căliți ceapa până se rumenește. Adăugați frunze de curry, ardei iute și usturoi și gătiți timp de 3 minute sau până când sunt aromate.
- Reduceți focul și adăugați smântână și cheddar, gătiți până se îngroașă sosul. Adăugați creveții și amestecați pentru a acoperi.
- Se serveste deasupra cu seminte de susan.

NUTRIȚIE: Calorii 570 | Grăsimi totale 56,2 g | Carbohidrați neți: 18,4 g | Proteine 4,3 g | Fibre 1,4 g)

63. Zero Belly Friendly

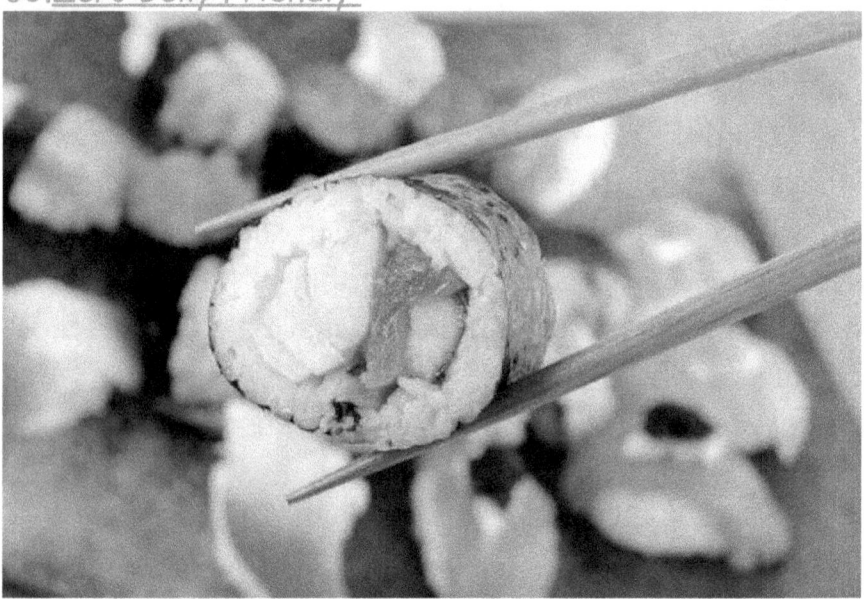

Timp total: 25 MIN| Servire: 3

INGREDIENTE:
- 16 oz de conopidă
- 2 linguri otet de orez, neasezonat
- 5 foi Nori
- ½ avocado, feliat
- 6 oz cremă de brânză, înmuiată
- 1 lingura sos de soia
- Castravete
- 5 oz somon afumat

INSTRUCȚIUNI:
- Pune conopida într-un robot de bucătărie și pulsează până când se obține o consistență asemănătoare orezului.
- Tăiați fiecare capăt de castravete și tăiați fiecare parte, aruncați centrul și tăiați părțile în fâșii. Pune la frigider pana este nevoie.
- Încinge o tigaie și adaugă conopida și sosul de soia. Gatiti timp de 5 minute sau pana cand este complet fiert si usor uscat.
- Transferați conopida în bol împreună cu oțetul și brânză, combinați și puneți-le la frigider până se răcește. Tăiați avocado felii și puneți deoparte.
- Acoperiți rola de bambus cu folie de plastic, puneți-le o foaie de nori, deasupra cu conopida fiartă, somon, castraveți și avocado. Rulați și feliați.
- Servi.

NUTRIȚIE: Calorii 353 | Grăsimi totale 25,7 g | Carbohidrați neți: 5,7 g | Proteine 18,32g | Fibre: 8g)

64. Avocado umplut cu ton

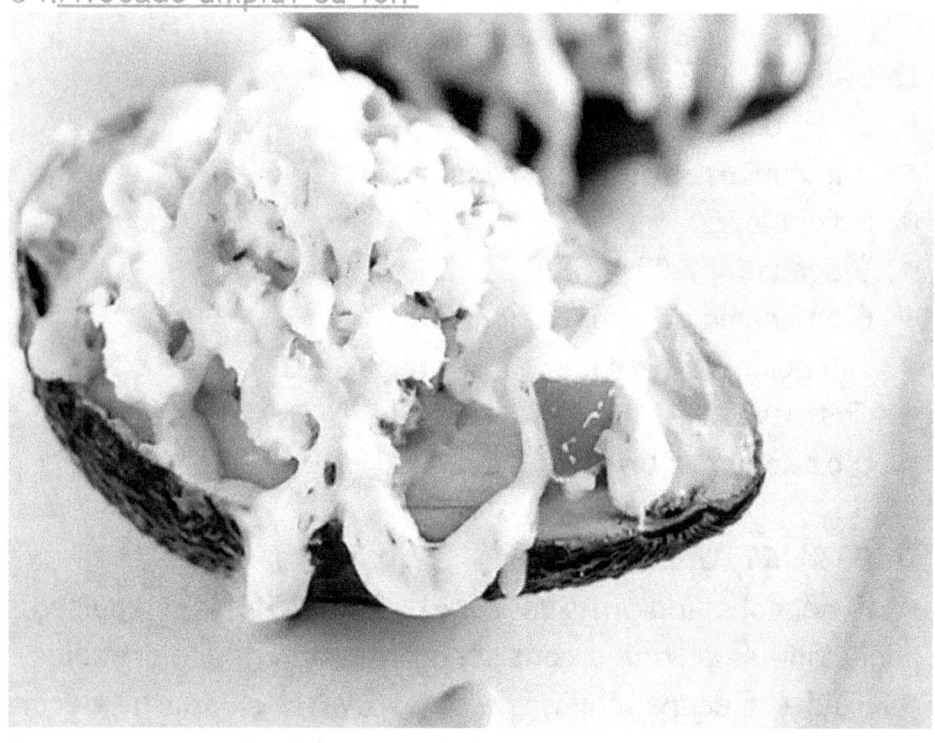

Timp total: 20 MIN| Portie: 4

INGREDIENTE:
- 2 avocado coapte, tăiate la jumătate și fără sâmburi
- 1 conserve (15 oz.) ton alb solid, ambalat în apă, scurs
- 2 linguri de maioneza
- 3 cepe verde, feliate subțiri
- 1 lingura piper cayenne
- 1 ardei gras rosu, tocat
- 1 lingura otet balsamic
- 1 praf de usturoi sare si piper negru dupa gust
-

INSTRUCȚIUNI:
- Într-un castron, amestecați tonul, maioneza, ardeiul cayenne, ceapa verde, ardeiul roșu și oțetul balsamic.
- Asezonați cu piper și sare, apoi împachetați jumătățile de avocado cu amestecul de ton.
- Gata! Serviți și bucurați-vă!

NUTRIȚIE: Calorii 233,3| Grăsimi totale 17,77g | Carbohidrați neți: 9,69 g | Proteine 7,41 g | Fibre: 6,98 g)

65. Fileuri de somon la cuptor

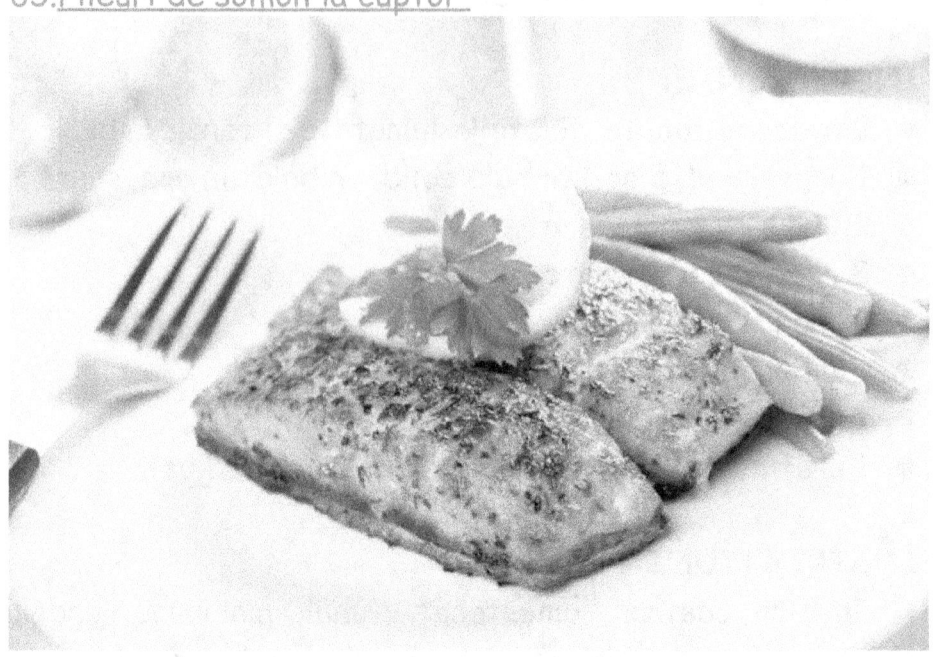

Timp total: 35 MIN| Servire: 6

INGREDIENTE:
- 2 lbs. file de somon
- 1/2 cană ciuperci proaspete tocate
- 1/2 cana ceapa verde tocata
- 4 uncii. unt
- 4 linguri ulei de cocos
- 1/2 cană sos de soia tamari
- 1 lingurita usturoi tocat
- 1/4 linguriță de cimbru
- 1/2 lingurita rozmarin
- 1/4 lingurita tarhon
- 1/2 lingurita ghimbir macinat
- 1/2 lingurita busuioc
- 1 lingurita frunze de oregano

INSTRUCȚIUNI:
- Preîncălziți cuptorul la 350 de grade F. Tapetați o tavă mare de copt cu folie.
- Tăiați fileul de somon în bucăți. Puneți somonul în punga Ziploc cu sosul tamari, uleiul de susan și amestecul de sos de condimente. Somonul se pune la frigider si se marina timp de 4 ore.
- Puneți somonul într-o tavă și coaceți fileurile timp de 10-15 minute.
- Topeste untul. Adăugați la el ciupercile proaspete tocate și ceapa verde și amestecați. Scoateți somonul din cuptor și turnați amestecul de unt peste fileurile de somon, asigurându-vă că fiecare file este acoperit.
- Coaceți încă aproximativ 10 minute. Serviți imediat.

NUTRIȚIE: Calorii 449 | Grasimi totale 34g | Carbohidrați neți: 2,7 g | Proteine 33g | Fibre 0,7 g)

66. Somon cu crusta de nuca

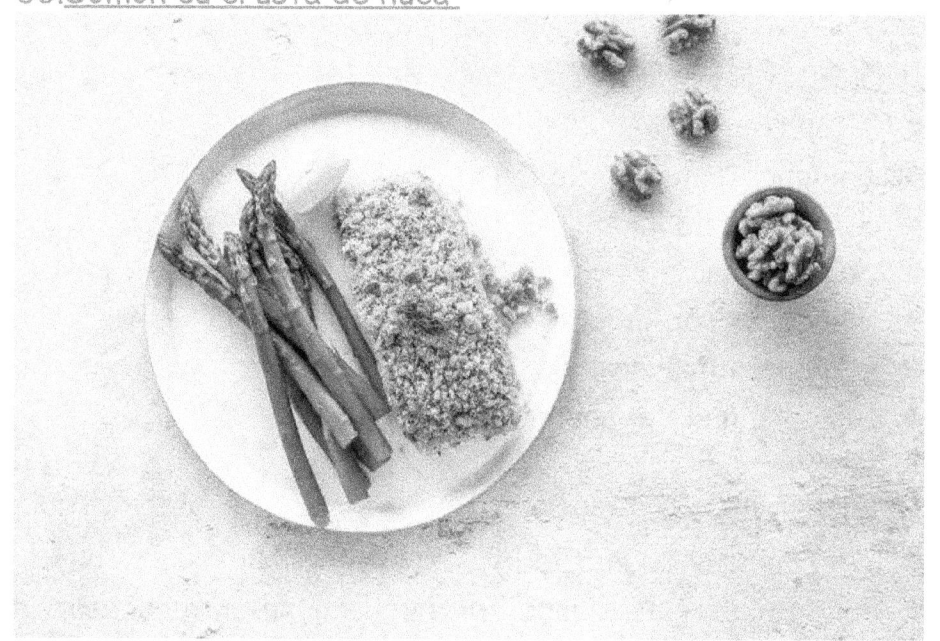

Timp total: 20 MIN| Servire: 2

INGREDIENTE:
- ½ cană nuci
- ½ linguriță muștar de Dijon
- 6 oz file de somon
- Sare
- 2 linguri sirop de artar, fara zahar
- ¼ linguriță mărar
- 1 lingura ulei de masline

INSTRUCȚIUNI:
- Vezi mai sus două 350 F.
- Pune muștarul, siropul și nucile într-un procesor și pulsează până când amestecul devine pastos.
- Se incinge uleiul intr-o oala si se pune pielea in jos in tigaie si se caleste timp de 3 minute.
- Acoperiți-l cu amestec de nucă și puneți-l într-o tavă de copt tapetată.
- Coaceți timp de 8 minute.
- Servi.

NUTRIȚIE: Calorii 373 | Grasimi totale 43g | Carbohidrați neți: 3g | Proteine 20g | fibre 1g)

67. Somon glazurat la cuptor

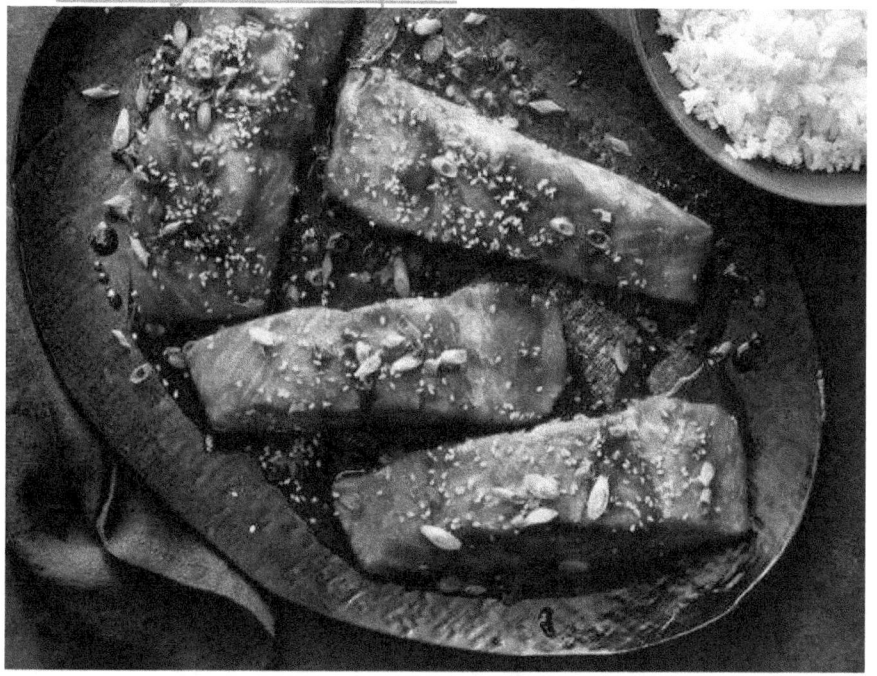

Timp total: 30 MIN| Servire: 2

INGREDIENTE:
- 2 buc file de somon
- Pentru glazura:
- 1 lingura de mustar dulce
- 1 lingură muștar de Dijon
- 1 lingura suc de lamaie
- ½ linguriță fulgi de chili
- 1 lingurita salvie
- Sare două chei
- 1 lingura ulei de masline

INSTRUCȚIUNI:
- Setați cuptorul la 350 F.
- Intr-un castron batem toate ingredientele pentru glazura.
- Asezati fileurile de somon pe o tava tapetata cu hartie de copt si ungeti fileurile de somon cu glazura.
- Se da la cuptor pentru 20 de minute. Serviți cald.

NUTRIȚIE: Calorii 379 | Grăsimi totale 24,9 g | Carbohidrați neți: 4,3 g | Proteine 35,5 g)

68. Burgeri cu somon

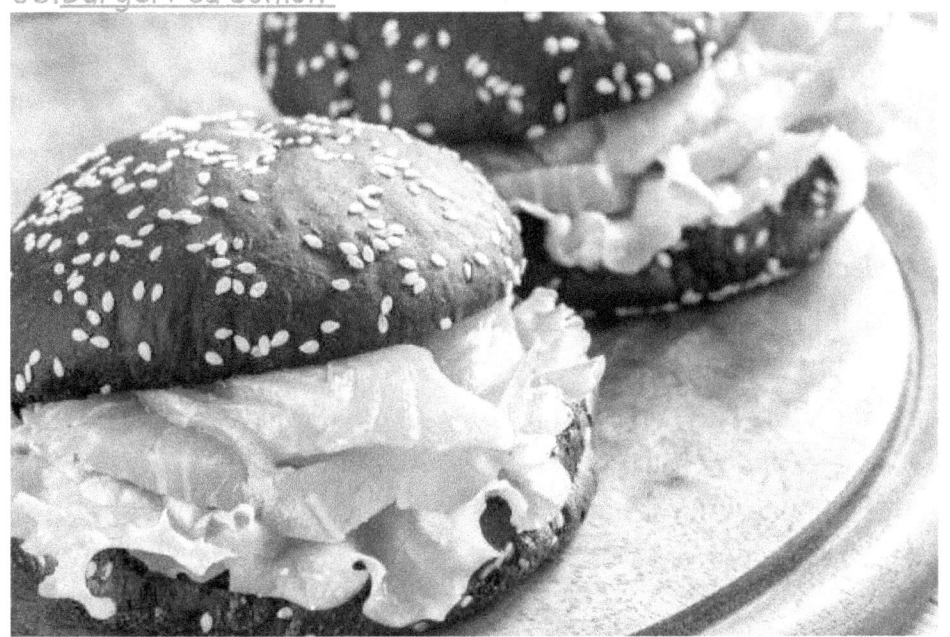

Timp total: 20 MIN| Portie: 4

INGREDIENTE:

- 1 14.oz pot găti fulgi de somon în apă
- 2 oua bio
- 1 cană pesmet fără gluten
- 1 ceapa mica, tocata
- 1 lingura patrunjel proaspat, tocat
- 3 linguri maioneza
- 2 linguri de suc de lamaie
- Sare două chei
- 1 lingura ulei de masline
- 1 lingura ghee

INSTRUCȚIUNI:

- Sparge ouăle într-un castron și folosește un mixer manual pentru a le bate până devin pufoase.
- Adăugați pesmetul în vasul cu oul și amestecați bine.
- Adăugați ceapa, pătrunjelul și maioneza și amestecați din nou.
- Adăugați fulgii de somon și stropiți cu sucul de lămâie și uleiul de măsline. Se condimentează cu sare și se amestecă din nou.
- Împărțiți amestecul în 4 părți și apoi creați chiftelușe folosind mâinile.
- Încălziți ghee-ul într-o tigaie de fontă la foc mediu-înalt și prăjiți chiftelele până se rumenesc.
- Se serveste cu o salata in parte.

NUTRIȚIE: Calorii 281 | Grăsimi totale 25,2 g | Carbohidrați neți: 9,1 g | Proteine 6,2 g | Fibre 0,8 g)

SUPE ȘI TOCHINE

69. Tocană de vită cu usturoi cu rozmarin

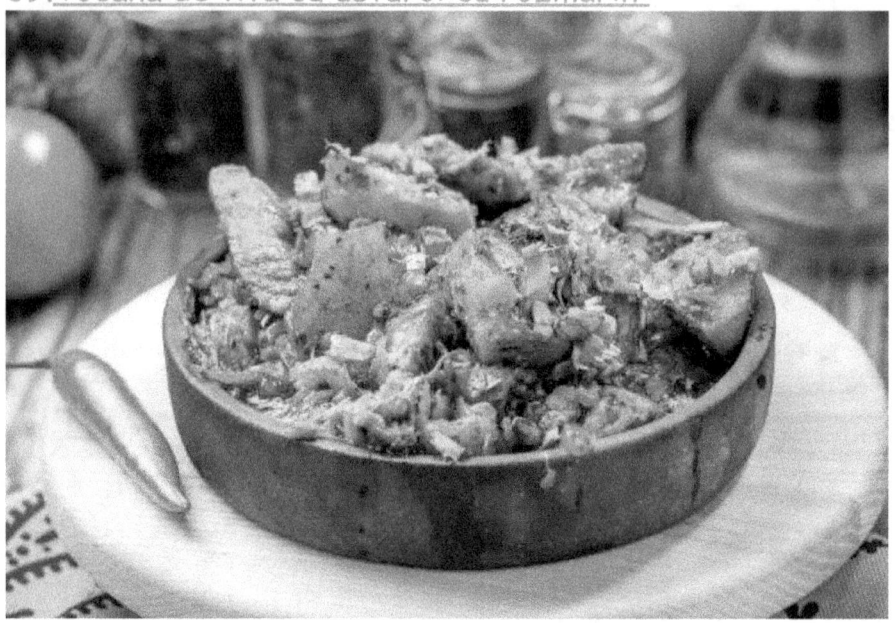

Timp total: 4 HR 20 MIN| Porții: 8)

INGREDIENTE:
- 4 morcovi medii, feliați
- 4 bețișoare de țelină, feliate
- 1 ceapă medie, tăiată cubulețe
- 2 linguri ulei de masline
- 4 catei de usturoi, tocati
- 1,5 lb carne de vită înăbușită (tibia sau mandrina)
- Sare si piper
- ¼ cană făină de migdale
- 2 cani de supa de vita
- 2 linguri muștar de Dijon
- 1 lingura sos Worcestershire
- 1 lingura sos de soia
- 1 lingura xilitol
- ½ lingurita rozmarin uscat
- ½ linguriță de cimbru

INSTRUCȚIUNI:
- Adăugați ceapa, morcovii și țelina într-un aragaz lent.
- Adăugați carnea înăbușită într-un castron mare și asezonați cu piper și sare.
- Adăugați făina de migdale și amestecați carnea până se îmbracă bine.
- Prăjiți usturoiul în uleiul încins pentru aproximativ un minut.
- Adăugați carnea condimentată și toată făina de pe fundul vasului în tigaie.
- Gătiți carnea fără a amesteca timp de câteva minute pentru a-i lăsa să se rumenească pe o parte.

- Întoarceți și repetați până când toate părțile cărnii de vită se rumenesc.
- Adăugați carnea de vită rumenită în aragazul lent și amestecați pentru a se combina cu legumele.
- Adăugați în tigaie supa de vită, muștarul Dijon, sosul Worcestershire, sosul de soia, xilitolul, cimbru și rozmarinul.
- Amestecați pentru a combina toate ingredientele și dizolvați bucățile rumenite de pe fundul tigaii.
- Odată ce totul s-a dizolvat, toarnă sosul peste ingredientele din slow cooker.
- Acoperiți aragazul lent cu un capac și gătiți la foc mare timp de patru ore.
- După gătit, scoateți capacul și amestecați bine tocana și cu o furculiță mărunțiți carnea de vită în bucăți.

NUTRIȚIE: Calorii 275 | Grăsimi totale 10g | Carbohidrați neți: 24g | proteine 22g)

70. Tocană de pește cu Bouillabaisse

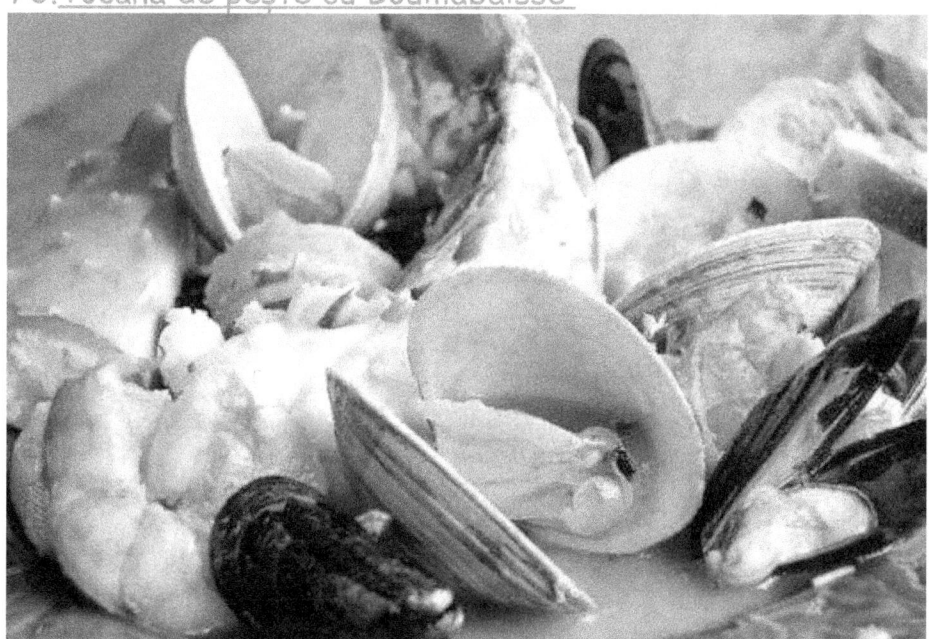

Timp total: 6 HR 55 MIN| Servire: 6

INGREDIENTE:
- 1 cană de vin alb sec
- zeama si coaja unei portocale
- 2 linguri ulei de masline
- 1 ceapă mare, tăiată cubulețe
- 2 catei de usturoi, tocati
- 1 lingurita busuioc uscat
- 1/2 linguriță de cimbru uscat
- 1/2 lingurita sare
- 1/4 lingurita piper negru macinat
- 4 cesti bulion de peste; se poate folosi si supa de pui
- 1 cutie de rosii taiate cubulete, scurse
- 1 frunză de dafin
- 0,9 lb file de pește alb dezosat și fără piele (de ex. cod)
- 0,9 lb creveți curățați și devenați
- 0,9 lb scoici în coajă
- Suc de 1/2 lămâie
- 1/4 cană pătrunjel italian proaspăt (frunze plate).

INSTRUCȚIUNI:
- Încinge uleiul într-o tigaie mare.
- Adăugați ceapa și prăjiți toate legumele până când sunt aproape fragede.
- Adăugați usturoiul, busuiocul, cimbru, sare și piper.
- Se toarnă vinul și se aduce la fierbere. Adăugați bulionul de pește, coaja de portocală, roșiile și frunza de dafin și amestecați pentru a se combina.

● Turnați totul într-un aragaz lent, acoperiți aragazul și gătiți la foc mic timp de 4 până la 6 ore.
● Aproximativ 30 de minute înainte de servire, dați aragazul la maxim. Se amestecă peștele și creveții cu sucul de lămâie.
● Se amestecă în bulionul din aragaz, se acoperă și se gătește până când peștele se gătește aproximativ 20 de minute.
● Adăugați midii chiar la sfârșit și lăsați să se aburească timp de 20 de minute cu capacul pus.

NUTRIȚIE: Calorii 310 | Grasimi totale 30g | Carbohidrați neți: 4g | proteine 3g)

71. Tocană de vită și broccoli

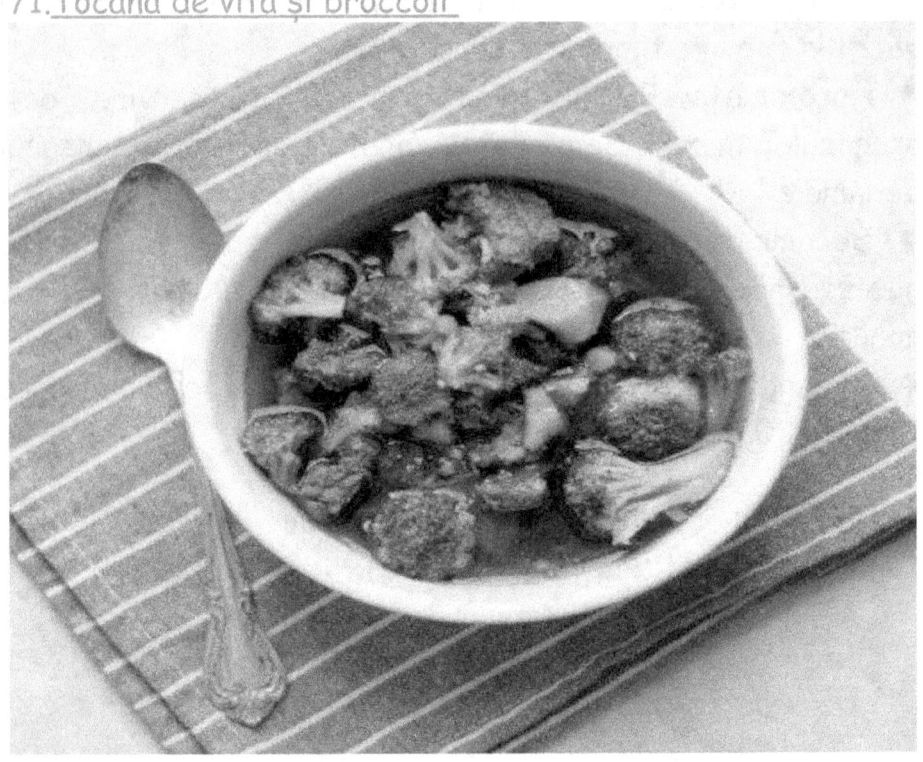

Timp total: 2 HR 20 MIN| Porții: 8)

INGREDIENTE:
- 1 cana supa de vita
- 1/4 cană sos de soia
- 1/4 cană sos de stridii
- 1/4 cană xilitol
- 1 lingura ulei de susan
- 3 catei de usturoi, tocati
- 2,2 lb friptură de vită dezosată și feliată subțire
- 2 linguri de făină de migdale sau coajă de psyllium
- 2 capete de broccoli, taiate buchetele

INSTRUCȚIUNI:
- Într-un castron mediu, amestecați supa de vită, sosul de soia, sosul de stridii, zahărul, uleiul de susan și usturoiul.
- Pune carnea de vită într-un aragaz lent. Adăugați amestecul de sos și amestecați ușor pentru a se combina. Acoperiți și gătiți la foc mic timp de 90 de minute.
- Într-un castron mic, amestecați 1/4 cană de apă și făină de migdale.
- Amestecați amestecul de făină de migdale și broccoli în aragazul lent.
- Acoperiți și gătiți la foc mare încă 30 de minute.

NUTRIȚIE: Calorii 370 | Grăsimi totale 18g | Carbohidrați neți: 4g | proteine 47g)

72. Tocană de midii

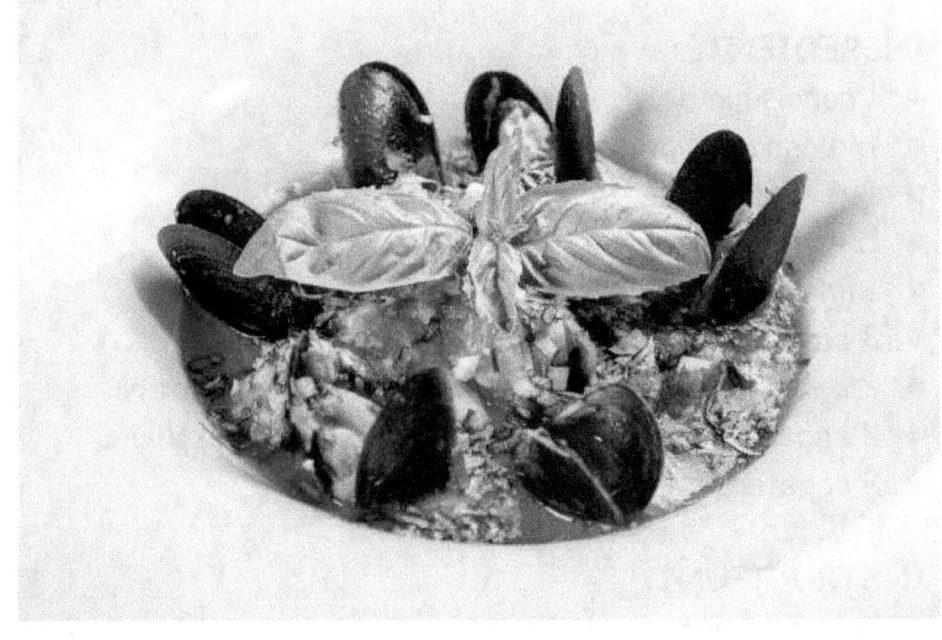

Timp total: 5 HR 45 MIN| Porții: 8)

INGREDIENTE:

- 2,2 lbs midii proaspete sau congelate, curățate
- 3 linguri ulei de masline
- 4 catei de usturoi, tocati
- 1 ceapă mare, tăiată mărunt
- 1 ciuperci taiate, tăiate cubulețe
- 2 conserve de rosii taiate cubulete
- 2 linguri de oregano
- ½ linguriță busuioc
- ½ lingurita piper negru
- 1 lingurita boia
- Tasați fulgi de chili roșu
- 3/4 cană apă

INSTRUCȚIUNI:

- Prăjiți ceapa, usturoiul, șoapele și ciupercile, răzuiți întregul conținut al tigaii în oala dumneavoastră.
- Adăugați toate ingredientele rămase în aragazul lent, cu excepția midii. Gatiti la foc mic timp de 4-5 ore sau la maxim 2-3 ore. Gătiți până când ciupercile sunt fragede și până când aromele se îmbină.
- Odată ce ciupercile sunt gătite și sosul este gata, întindeți oala la sus. Adăugați scoici curățate în oală și fixați bine capacul. Gatiti inca 30 de minute.
- Pune midiile în boluri cu multă bulion. Dacă nu s-au deschis midii în timpul gătirii, aruncați-le și pe acestea

NUTRIȚIE: Calorii 228 | Grasimi totale 9g | Carbohidrați neți: 32g | proteine 4g)

73. Tocană cremoasă de pui și dovleac

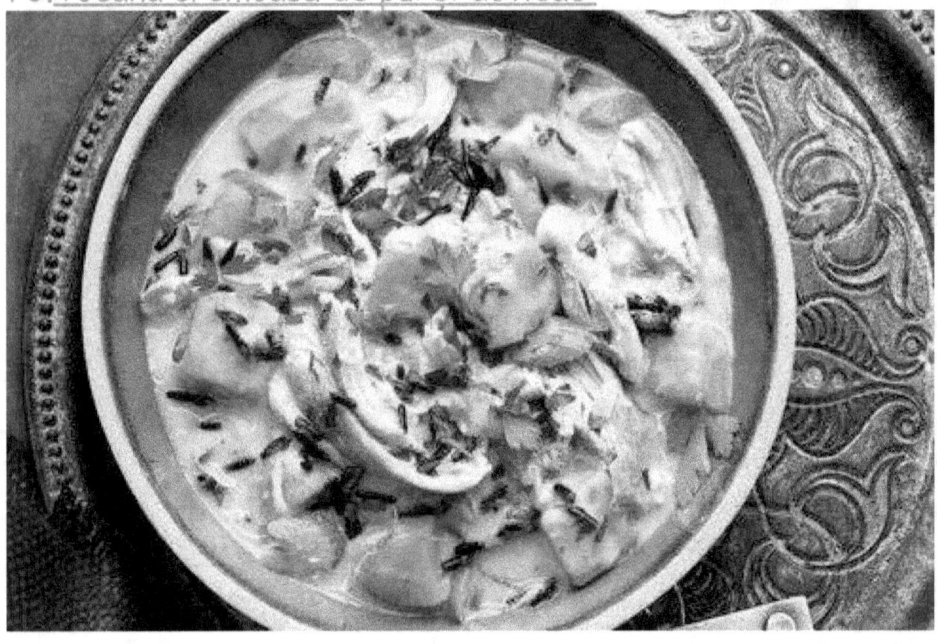

Timp total: 5 HR| Servire: 6

INGREDIENTE:
- 1,3 lb piept de pui dezosat
- 1 1/4 cani de supa de pui
- 1 cutie de lapte evaporat (Full Cream)
- 1/3 cană de smântână sau cremă frage
- 1 lingura de usturoi tocat
- ½ cană brânză cheddar matură rasă
- Dovleac proaspat sau congelat tocat marunt
- Sare si piper dupa gust

INSTRUCȚIUNI:
- Într-un crockpot combinați toate ingredientele.
- Acoperiți și puneți oala de vase la mic. Gatiti 4,5 ore la foc mic sau pana cand atat puiul cat si dovleacul sunt fierti si moi.
- Amestecați sosul într-o oală înainte de servire.

NUTRIȚIE: Calorii 321 | Grăsimi totale 12g | Carbohidrați neți: 17g | proteine 35 g)

74. Tocană de cartofi dulci

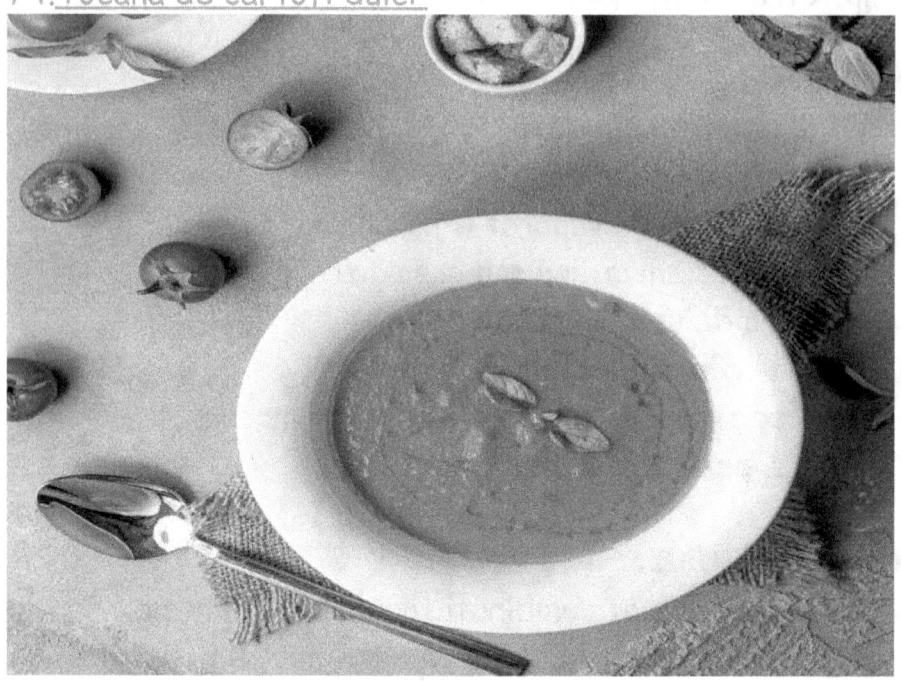

Timp total: 6 HR 20 MIN| Servire: 6

INGREDIENTE:
- 2 cani de cartofi dulci taiati cubulete
- 4 piept de pui dezosat
- 4 pulpe de pui dezosate
- 2 cani de supa de pui
- 1 ½ cană de ardei dulci verzi tocați
- 1 ¼ cană roșii proaspete tăiate cubulețe
- ¾ cană cutie de amestec de roșii, ceapă și chili
- 1 lingura condimente cajun sau curry
- 2 catei de usturoi, tocati
- ¼ cană cremoasă de nucă
- coriandru proaspăt
- Nuci prajite tocate

INSTRUCȚIUNI:
- Într-un cuptor lent se amestecă cartofi dulci, pui, bulion, ardei, roșii tăiate cubulețe, roșii și ardei iute verzi, condimente cajun și usturoi.
- Acoperiți și gătiți la foc mic timp de 10 până la 12 ore sau la foc mare timp de 5 până la 6 ore.
- Scoateți 1 cană de lichid fierbinte din aragaz. Bateți lichidul cu untul de nuci într-un castron. Adăugați amestecul în aragaz.
- Se serveste cu coriandru si, daca se doreste, cu arahide.

NUTRIȚIE: Calorii 399 | Grasimi totale 21g | Carbohidrați neți: 13,5 g | proteine 37g)

75. Tocană de tibie de vită

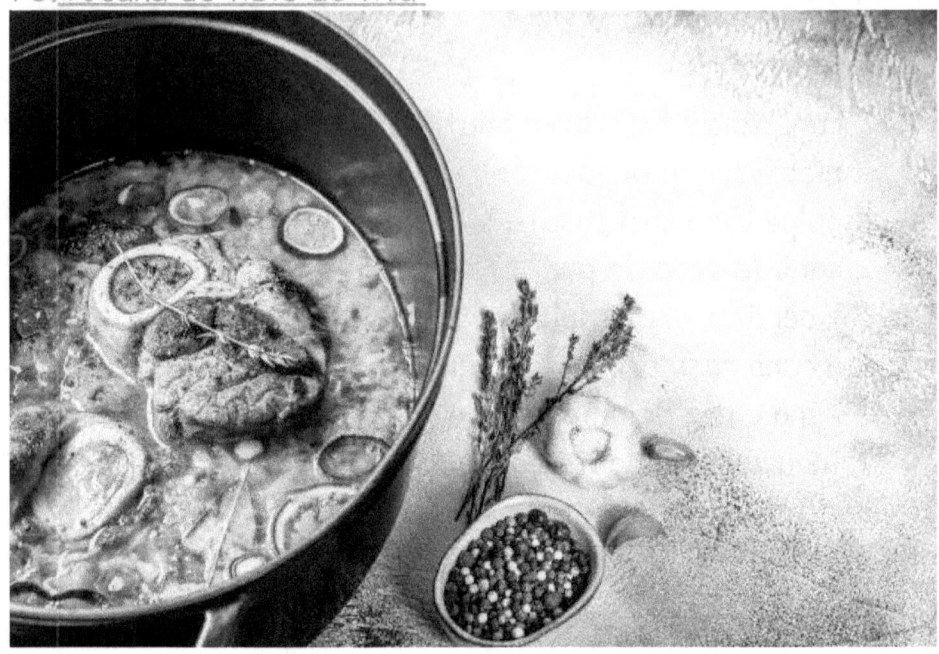

Timp total: 3 HR 25 MIN| Porții: 8)

INGREDIENTE:
- 2 lbs. tibia de vită de calitate, tăiată cuburi
- 4 linguri ulei de masline
- 2 cepe roșii, curățate și tăiate grosier
- 3 buc morcovi, curatati de coaja si tocati grosier
- 3 bețișoare de țelină, tăiate și tocate grosier
- 4 catei de usturoi, nedecojiti
- câteva crengute de rozmarin proaspăt
- 2 foi de dafin
- 2 cani de ciuperci
- 2 căni de măduve pentru bebeluși
- Sare si piper dupa gust
- 1 lingură coajă de psyllium
- 2 conserve de rosii
- ⅔ Sticla de vin roșu

INSTRUCȚIUNI:
- Preîncălziți cuptorul la 360 F.
- Într-o cratiță rezistentă la cuptor cu fundul greu, încălziți ulei de măsline și căleți ceapa, morcovii, țelina, usturoiul, ierburile și ciupercile timp de 5 minute până se înmoaie ușor.
- Între timp, rulați carnea de vită în coajă de psyllium.
- Apoi adăugați carnea într-o cratiță și amestecați până când toate ingredientele sunt amestecate.
- Adaugati rosiile, vinul si un praf de sare si piper si aduceti usor la fiert.
- După ce a dat în clocot, stingeți focul și acoperiți cratița cu folie de staniol de grosime dublă și capacul.

- Pune cratita la cuptor pentru a se gati si a dezvolta aroma timp de 3 ore sau pana cand carnea de vita poate fi despartita cu o lingura.
- Gustați și adăugați mai multă sare dacă este necesar.
- Serviți și savurați.

NUTRIȚIE: Calorii 315 | Grăsimi totale 7g | Carbohidrați neți: 7g | proteine 20g)

76. Tocană de pește cu ton

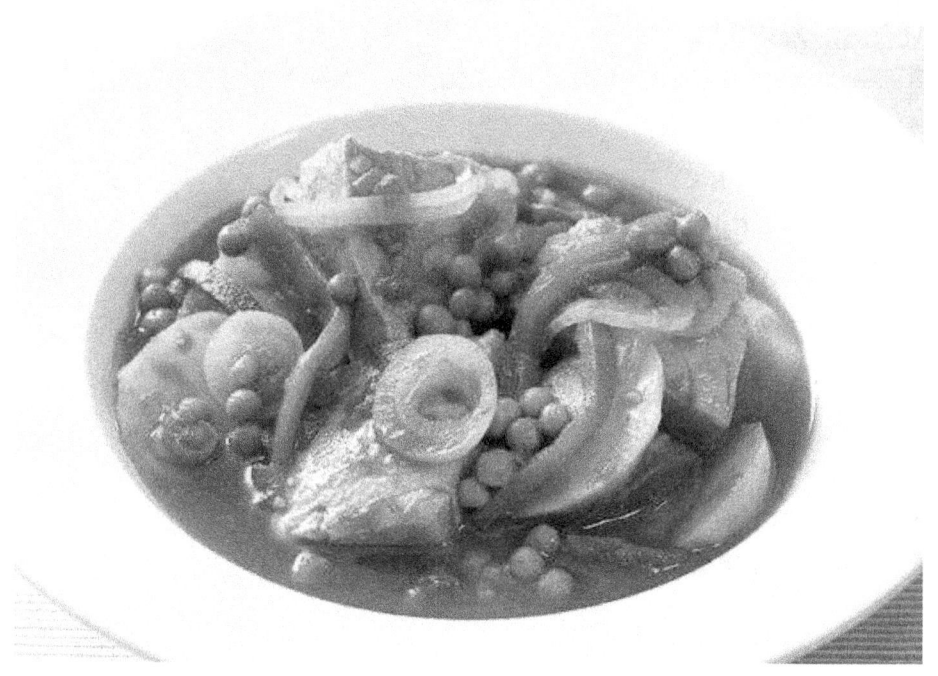

Timp total: 25 MIN| Servire: 2

INGREDIENTE:
- 1 conserve de ton în apă, scurs
- 1 lingura de unt
- ¼ ceapa mica, tocata marunt
- 1 catel de usturoi, tocat
- 1 lingurita ghimbir proaspat, ras
- ½ conserve de rosii, tocate marunt
- 1 cană spanac, tocat mărunt
- 1 morcov mic, ras
- 1 linguriță pudră de curry 1 linguriță turmeric
- ½ lingurita piper cayenne (optional)
- Sare si piper dupa gust

INSTRUCȚIUNI:
- Prăjiți ceapa, usturoiul și ghimbirul în unt.
- Adăugați roșiile odată ce ceapa este moale.
- Bucăți și apă suficientă pentru a face o tocană pentru peștele de spanac, morcov și ton. Gatiti la foc mic aproximativ 15 minute.
- Nu fierbeți spanacul în exces.
- Se fierb 2 cesti de conopida, se paseaza si se adauga 1 lingura de unt. Serviți tocană deasupra caulimașului.

NUTRIȚIE: Calorii 253 | Grăsimi totale 5g | Carbohidrați neți: 7g | Proteine 25g | Fibre: 2g)

77. Cioda de conopida si branza

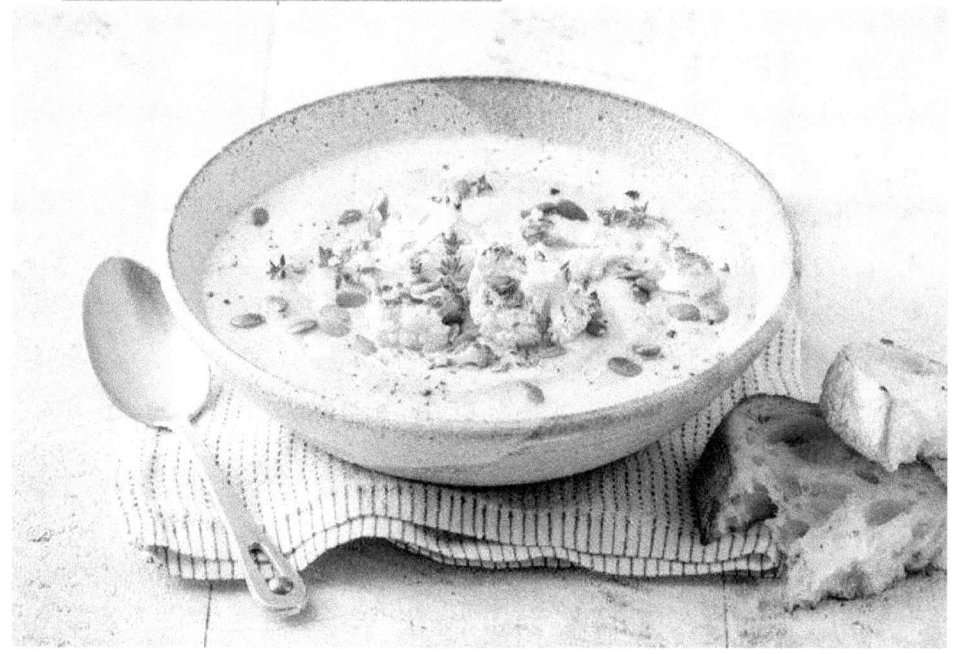

Timp total: 30 MIN| Portie: 4

INGREDIENTE:
- 4 cesti buchetele de conopida, tocate
- 4 fasii de bacon
- 1 lingura unt organic
- 2 catei de usturoi, tocati
- 1 ceapa, tocata fin
- ¼ cană făină de migdale
- 4 căni de bulion de pui cu conținut scăzut de sodiu
- ½ cană lapte
- ¼ cană smântână ușoară
- 1 cană cheddar, mărunțit
- Sare si piper dupa gust

INSTRUCȚIUNI:
- Gatiti baconul intr-o oala mare. Scoateți din oală când sunt fierte și lăsați deoparte.
- Folosind aceeași oală, puneți focul la mediu și aruncați ceapa. Gatiti 3 minute si apoi adaugati usturoiul si buchetelele de conopida si gatiti inca 5 minute.
- Adăugați făina în oală și amestecați continuu timp de un minut.
- Se toarnă bulionul de pui, laptele și smântâna ușoară și se amestecă timp de 3 minute.
- Se lasa sa fiarba 15 minute si apoi se stinge focul.
- Adăugați brânza cheddar în oală, asezonați cu sare și piper și amestecați din nou.
- Se serveste cu baconul tocat deasupra.

NUTRIȚIE: Calorii 268 | Grăsimi totale 15,9 g | Carbohidrați neți: 11,9 g | Proteine 19,5g | Fibre: 3,1 g)

78. Cioba de pui cu bacon

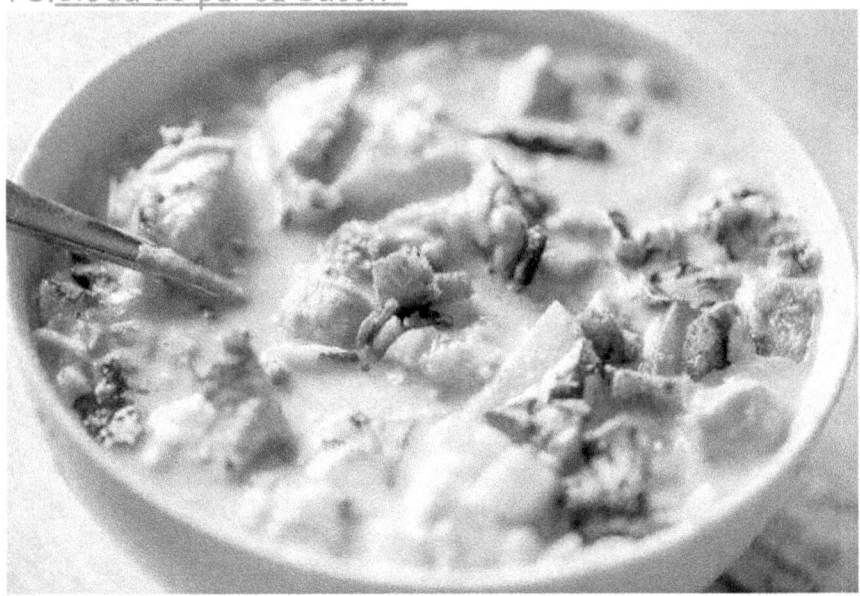

Timp total: 8 HR s10 MIN| Portie: 5

INGREDIENTE:
- 4 catei de usturoi – tocati
- 1 praz – curățat, tăiat și feliat
- 2 coacaze telina – taiate cubulete
- 1 ciuperci buton punnet – feliate
- 2 cepe dulci medii – feliate subțiri
- 4 linguri de unt
- 2 cani de supa de pui
- 6 piept de pui dezosati, fara piele, cu fluturi
- 8 oz. cremă de brânză
- 1 cană smântână groasă
- 1 pachet de slănină striată – gătită crocantă și mărunțită
- 1 lingurita sare
- 1 lingurita piper
- 1 lingurita praf de usturoi
- 1 lingura de cimbru

INSTRUCȚIUNI:
- Selectați setarea scăzută pe aragazul dvs. lent.
- Pune 1 cană de supă de pui, ceapa, usturoi, ciuperci, praz, țelină, 2 linguri de unt și sare și piper în aragazul tău lent.
- Puneți capacul și gătiți ingredientele la foc mic timp de 1 oră.
- Rumeniți piepții de pui într-o tigaie cu 2 linguri de unt.
- Adăugați restul de 1 cană de supă de pui.
- Răzuiți fundul tigaii pentru a îndeparta orice pui care s-ar fi lipit de fund.

- Scoateți din tigaie și lăsați deoparte, turnând grăsimea din tigaie peste pui.
- Adăugați cimbru, smântână groasă, praf de usturoi și cremă de brânză în aragazul lent.
- Amestecați conținutul aragazului lent până când crema de brânză se topește în vas.
- Tăiați puiul în cuburi. Adăugați baconul și cuburile de pui în aragazul lent. Se amestecă ingredientele și se fierbe la foc mic timp de 6-8 ore.

NUTRIȚIE: Calorii 355 | Grasimi totale 21g | Carbohidrați neți: 6,4 g | proteine 28 g)

DESERTURI

79. Tort Zephyr de dimineață

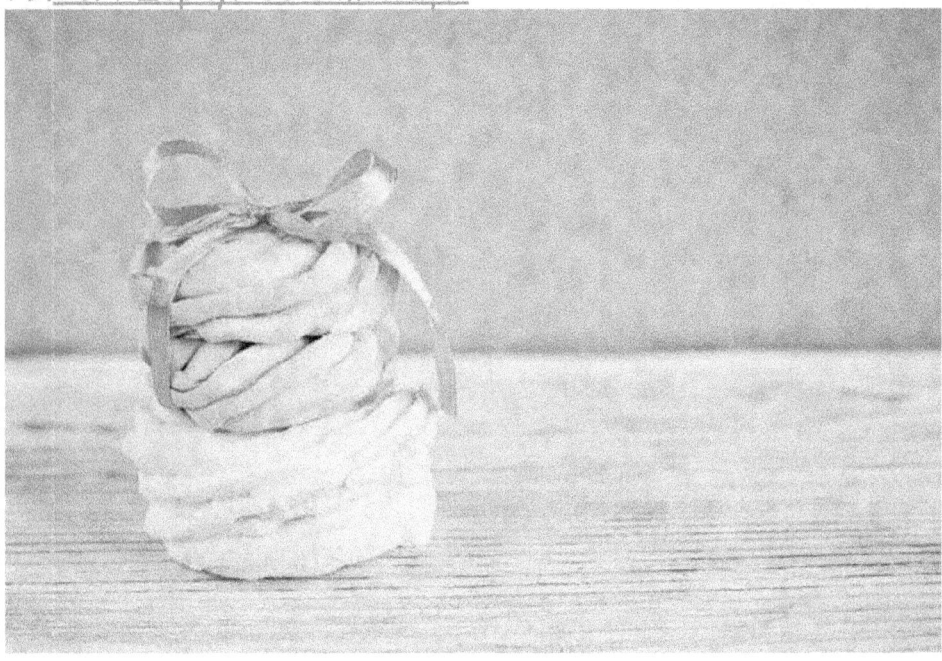

Timp total: 40 MIN| Porții: 8)

INGREDIENTE:
- 3 linguri ulei de cocos
- 2 linguri de seminte de in macinate
- 8 linguri migdale, măcinate
- 1 cană iaurt grecesc
- 1 lingura pudra de cacao pentru praf
- 1 cană smântână grea pentru frișcă
- 1 lingurita Praf de copt
- 1 lingurita de bicarbonat de sodiu
- 1 lingurita esenta pura de vanilie
- 1 praf de sare roz
- 1 cană îndulcitor Stevia sau Eritritol

INSTRUCȚIUNI:
- Preîncălziți cuptorul la 350 de grade F.
- În blender adăugați mai întâi migdalele măcinate, semințele de in măcinate și praful de copt și bicarbonatul de sodiu. Amestecați timp de un minut.
- Adăugați sarea, uleiul de cocos și mai amestecați puțin. Adăugați îndulcitorul și amestecați timp de 2-3 minute.
- Adăugați iaurtul grecesc și amestecați timp de aproximativ un minut, până când obțineți o consistență fină.
- Scoatem aluatul intr-un bol si adaugam esenta de vanilie si amestecam cu mana usoara.
- Ungeți tava de copt și aruncați aluatul în ea.
- Coaceți timp de 30 de minute. Se lasa sa se raceasca pe un gratar. Servi.

NUTRIȚIE: Calorii 199,84 | Grăsimi totale 20,69 g | Carbohidrați neți: 3,22 g | Proteine 2,56 g | Fibre 1,17 g)

80. Biluțe cu unt de arahide

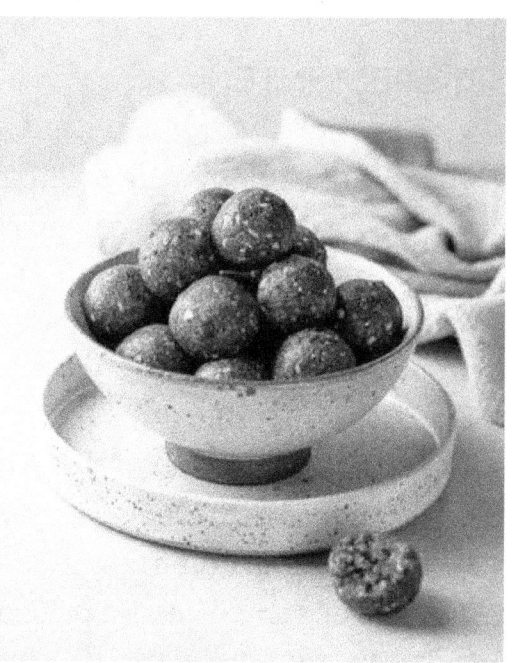

Timp total: 22 MIN| Porții: 16)

INGREDIENTE:
- 2 oua
- 2 1/2 cani de unt de arahide
- 1/2 cană nucă de cocos măruntită (neindulcită)
- 1/2 cană de xilitol
- 1 lingura de extract pur de vanilie

INSTRUCȚIUNI:
- Preîncălziți cuptorul la 320 F.
- Amestecați toate ingredientele împreună cu mâinile.
- După ce ingredientele s-au amestecat bine, rulați în bile de mărimea unei linguri grămadă și presați într-o tavă de copt tapetată cu hârtie de copt.
- Coaceți în cuptorul preîncălzit timp de 12 minute.
- Când este gata, se lasă să se răcească pe un grătar.
- Serviți și savurați.

NUTRIȚIE: Calorii 254,83 | Grăsimi totale 21,75 g | Carbohidrați neți: 8,31 g | Proteine 10,98g | Fibre 2,64 g)

81.Blondii din semințe de in pecan

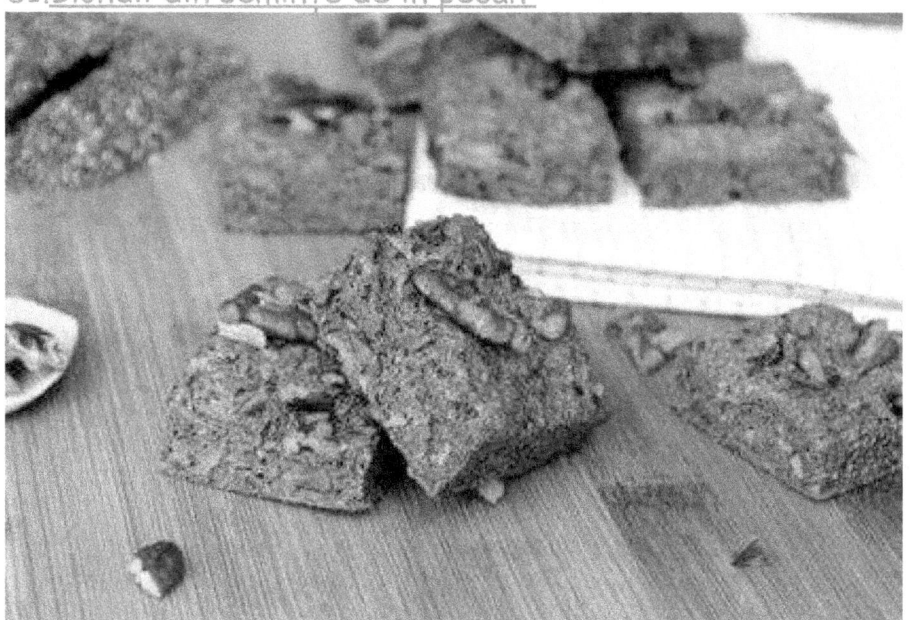

Timp total: 40 MIN| Porții: 16)

INGREDIENTE:

- 3 oua
- 2 1/4 căni de nuci pecan, prăjite
- 3 linguri smântână groasă
- 1 lingura sirop de caramel sarat
- 1/2 cană semințe de in, măcinate
- 1/4 cană unt, topit
- 1/4 cană eritritol, pudră
- 10 picături Stevia lichidă
- 1 lingurita praf de copt
- 1 praf de sare

INSTRUCȚIUNI:

- Preîncălziți cuptorul la 350F.
- Într-o tavă de copt prăjiți nucile pecan timp de 10 minute.
- Măcinați 1/2 cană de semințe de in într-o râșniță de condimente. Puneți praful de semințe de in într-un castron. Se macină Eritritol într-o râșniță de mirodenii până devine pudră. Puneți în același castron cu făina din semințe de in.
- Puneți 2/3 de nuci pecan prăjite în robotul de bucătărie și procesați până când se formează un unt de nuci neted.
- Adăugați ouăle, Stevia lichidă, siropul de caramel sărat și un praf de sare în amestecul de semințe de in. Amesteca bine. Adăugați untul de nuci pecan în aluat și amestecați din nou.
- Zdrobiți nucile pecan prăjite rămase în bucăți.
- Adăugați nuci pecan zdrobite și 1/4 cană unt topit în aluat.

- Amesteca bine aluatul si apoi adauga smantana groasa si praful de copt. Amesteca totul bine.
- Puneți aluatul în tava de copt și coaceți timp de 20 de minute.
- Se răcește puțin timp de aproximativ 10 minute.
- Tăiați în pătrate și serviți.

NUTRIȚIE: Calorii 180,45 | Grăsimi totale 18,23 g | Carbohidrați neți: 3,54 g | Proteine 3,07g | Fibre 1,78 g)

82. Inghetata de ciocolata cu menta

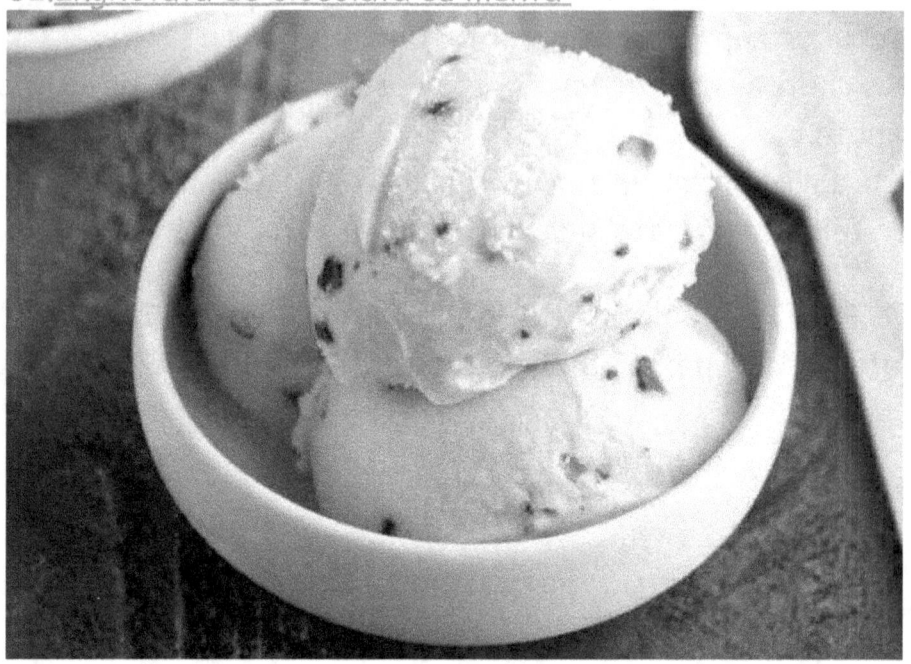

Timp total: 35 MIN| Servire: 3

INGREDIENTE:
- 1/2 linguriță extract de mentă
- 1 cană smântână groasă
- 1 cana crema de branza
- 1 lingurita extract pur de vanilie
- 1 lingurita extract lichid de Stevia
- 100% ciocolată neagră pentru topping

INSTRUCȚIUNI:
- Pune vasul cu inghetata in congelator.
- Într-un bol metalic, adăugați toate ingredientele, cu excepția ciocolatei și amestecați bine.
- Pune din nou la congelator pentru 5 minute.
- Configurați aparatul de înghețată și adăugați lichid.
- Înainte de servire, acoperiți înghețata cu așchii de ciocolată. Servi.

NUTRIȚIE: Calorii 286,66 | Grăsimi totale 29,96 g | Carbohidrați neți: 2,7 g | Proteine 2,6 g)

83. Vafe cu nucă de cocos

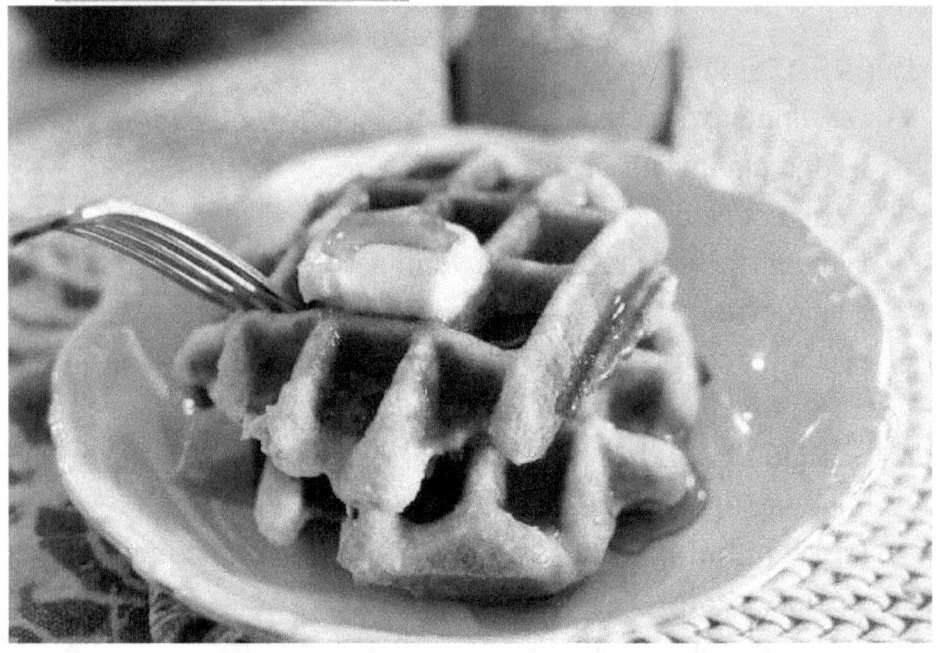

Timp total: 20 MIN| Porții: 8)

INGREDIENTE:
- 1 cană făină de cocos
- 1/2 cană smântână grea (pentru frișcă).
- 5 ouă
- 1/4 lingurita sare roz
- 1/4 lingurita bicarbonat de sodiu
- 1/4 cană lapte de cocos
- 2 linguri sirop Yacon
- 2 linguri ulei de cocos (topit)

INSTRUCȚIUNI:
- Într-un castron mare adăugați ouăle și bateți cu un mixer electric de mână timp de 30 de secunde.
- Adăugați smântâna grea (pentru frișcă) și uleiul de cocos în ouă în timp ce încă amestecați. Adăugați laptele de cocos, făina de cocos, sarea roz și bicarbonatul de sodiu. Amestecați cu mixerul manual timp de 45 de secunde la viteză mică. Pus deoparte.
- Încingeți bine aparatul de vafe și faceți vafele conform specificațiilor producătorului.
- Se serveste fierbinte.

NUTRIȚIE: Calorii 169,21 | Grăsimi totale 12,6 g | Carbohidrați neți: 9,97 g | Proteine 4,39 g | Fibre 0,45 g)

84. Crema de ciocolata cu zmeura

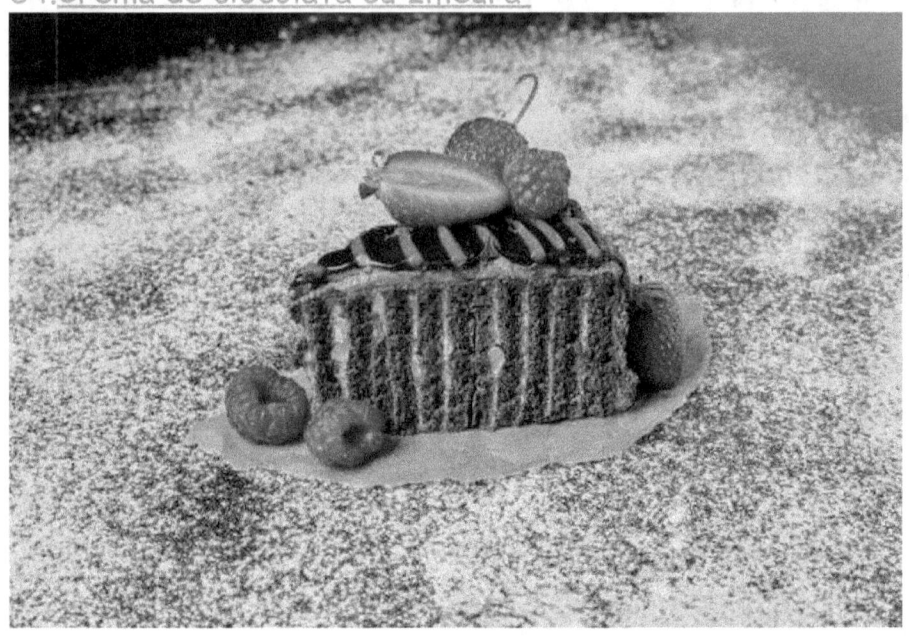

Timp total: 15 MIN| Portie: 4

INGREDIENTE:

- 1/2 cană ciocolată neagră 100%, tocată
- 1/4 cană de smântână groasă
- 1/2 cană cremă de brânză, moale
- 2 linguri sirop de zmeura fara zahar
- 1/4 cană eritritol

INSTRUCȚIUNI:

- Intr-un boiler topesc ciocolata tocata si crema de branza. Adăugați îndulcitorul cu eritritol și continuați să amestecați. Se ia de pe foc, se lasa sa se raceasca si se da deoparte.
- Cand crema s-a racit adaugam smantana groasa si siropul de zmeura si amestecam bine.
- Se toarnă smântâna în boluri sau pahare și se servește. Păstrați la rece.

NUTRIȚIE: Calorii 157,67 | Grăsimi totale 13,51 g | Carbohidrați neți: 7,47 g | Proteine 1,95 g | fibre 1g)

85. Biscuiți cu alune de cacao crude

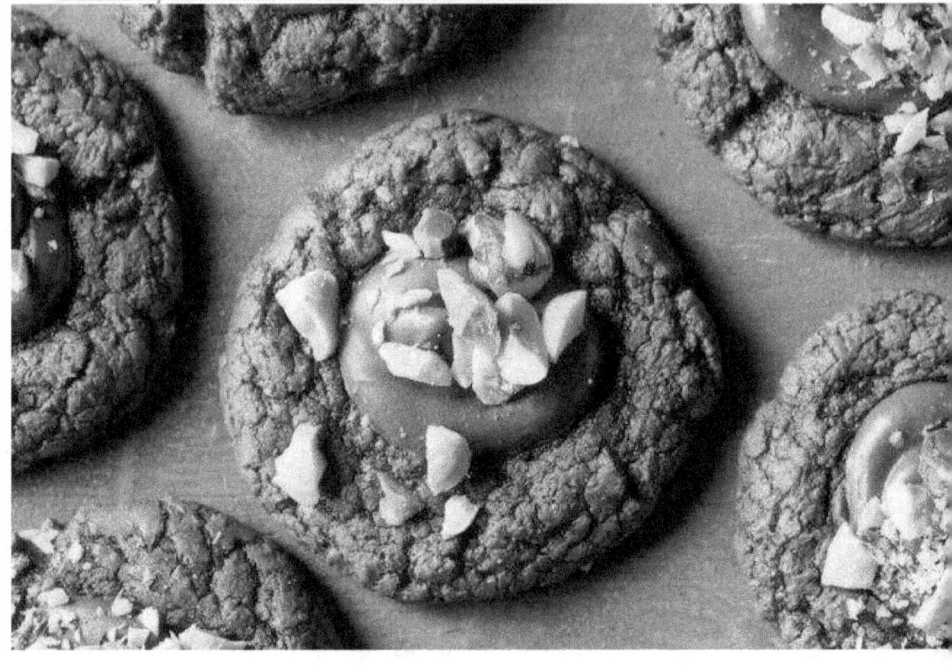

Timp total: 6 HR| Porții: 24)

INGREDIENTE:
- 2 cani de faina de migdale
- 1 cana alune tocate
- 1/2 cană pudră de cacao
- 1/2 cană de in măcinat
- 3 linguri ulei de cocos (topit)
- 1/3 cană apă
- 1/3 cană eritritol
- 1/4 lingurita Stevia lichida

INSTRUCȚIUNI:
- Într-un castron, amestecați inul și făina de migdale, pudra de cacao.
- Se amestecă uleiul, apa, agave și vanilia. Cand s-a omogenizat bine, se adauga alunele tocate.
- Formați bile, apăsați cu palmele și puneți-le pe ecranele de deshidratare.
- Deshidratați o oră la 145, apoi reduceți la 116 și deshidratați timp de cel puțin cinci ore.
- Serviți și savurați.

NUTRIȚIE: Calorii 181,12 | Grăsimi totale 15,69 g | Carbohidrați neți: 8,75 g | Proteine 4,46g | Fibre: 3,45 g)

86. Briose Cheesecake cu Dovleac fără Păcat

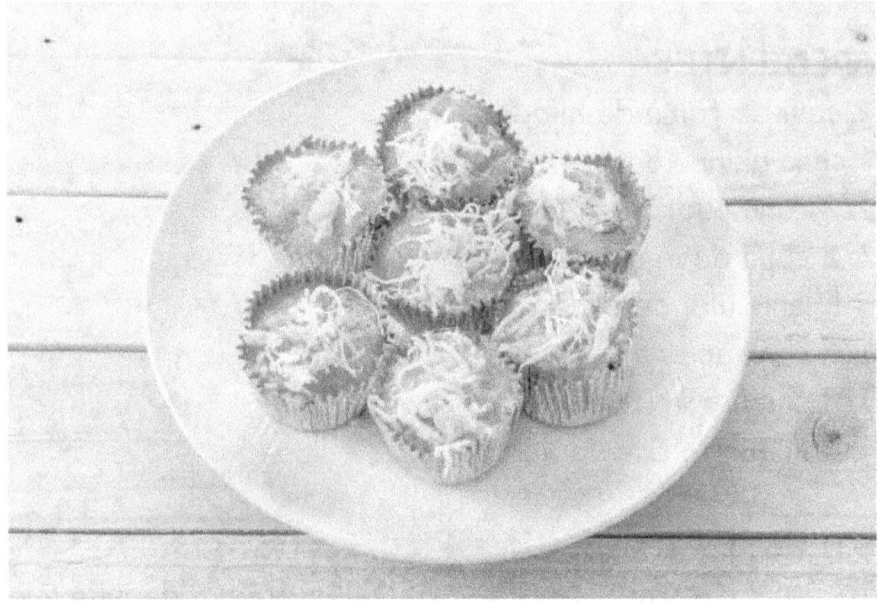

Timp total: 15 MIN| Servire: 6

INGREDIENTE:
- 1/2 cană de dovleac pasat
- 1 linguriță de condiment pentru plăcintă de dovleac
- 1/2 cană nuci pecan, măcinate fin
- 1/2 cană cremă de brânză
- 1 lingura ulei de cocos
- 1/2 linguriță extract pur de vanilie
- 1/4 linguriță sirop Yacon pur sau eritritol

INSTRUCȚIUNI:
- Pregătiți o formă de brioșe cu garnituri.
- Puneți câteva nuci pecan măcinate în fiecare formă de brioșe și faceți o crustă subțire.
- Într-un castron, amestecați îndulcitorul, condimentele, vanilia, nuca de cocos și piureul de dovleac. Se adauga crema de branza si se bate pana se omogenizeaza bine.
- Puneți aproximativ două linguri de amestec de umplutură deasupra fiecărei cruste și neteziți marginile.
- Dați la congelator pentru aproximativ 45 de minute.
- Scoateți din tava de brioșe și lăsați să stea 10 minute. Servi.

NUTRIȚIE: Calorii 157,34 | Grăsimi totale 15,52g | Carbohidrați neți: 3,94 g | Proteine 2,22g | Fibre: 1,51 g)

87. Biscuiți acri de alune cu ceai de săgeată

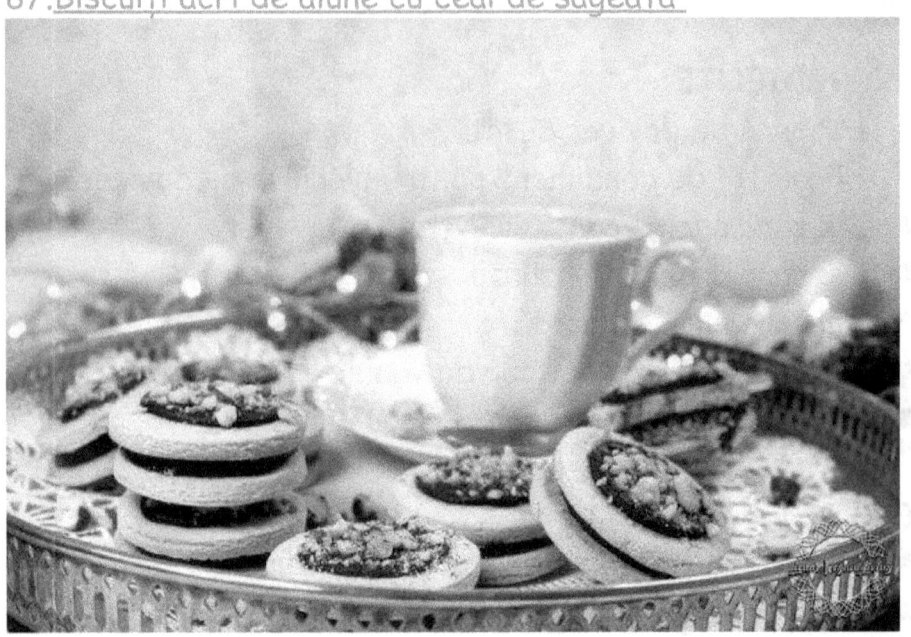

Timp total: 50 MIN| Porții: 12

INGREDIENTE:
- 1 ou
- 1/2 cană alune de pădure
- 3 linguri de ulei de cocos
- 2 cani de faina de migdale
- 2 linguri de ceai de săgeată
- 2 linguri de ghimbir
- 1 lingura pudra de cacao
- 1/2 cană suc de grepfrut
- 1 coaja de portocala dintr-o jumatate de portocala
- 1/2 lingurita bicarbonat de sodiu
- 1 praf de sare

INSTRUCȚIUNI:
- Preîncălziți cuptorul la 360 F.
- Faceți ceai de săgeată și lăsați-l să se răcească.
- Amestecați alunele într-un robot de bucătărie. Adăugați ingredientele rămase și continuați să amestecați până se amestecă bine. Cu mâinile formați prăjituri cu aluatul.
- Pune biscuiții pe hârtie de copt și coace 30-35 de minute. Cand este gata, scoatem tava din cuptor si lasam sa se raceasca.
- Serviți cald sau rece.

NUTRIȚIE: Calorii 224,08 | Grăsimi totale 20,17 g | Carbohidrați neți: 8,06 g | Proteine 6,36g | Fibre 3,25 g)

88. Biscuiti Tartar Zero-Belly

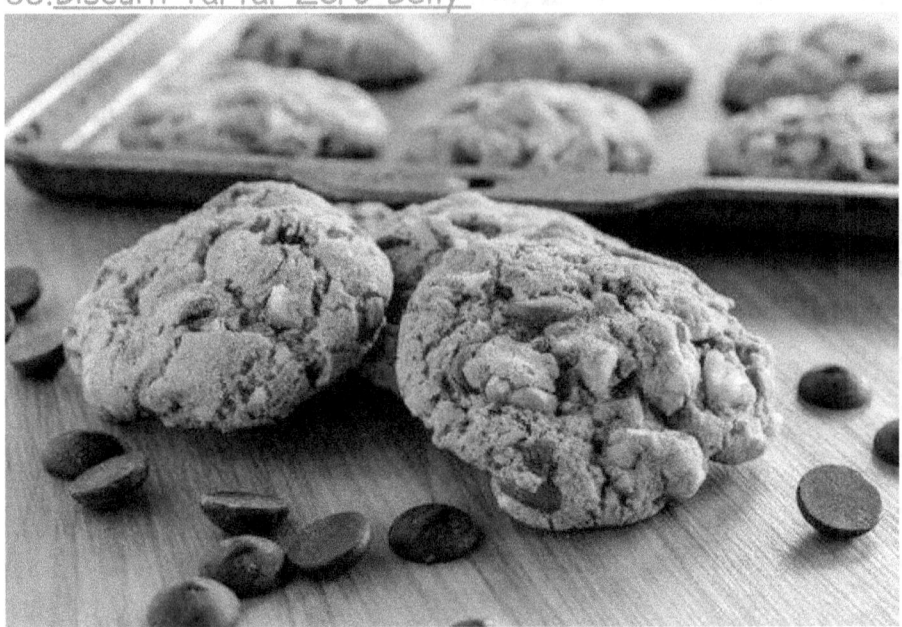

Timp total: 35 MIN| Porții: 8)

INGREDIENTE:
- 3 oua
- 1/8 lingurita crema de tartru
- 1/3 cană cremă de brânză
- 1/8 lingurita sare
- Niște ulei pentru ungere

INSTRUCȚIUNI:
- Preîncălziți cuptorul la 300 F.
- Tapetați foaia de biscuiți cu hârtie de copt și ungeți cu puțin ulei.
- Separați ouăle de gălbenușurile. Puneți ambele în boluri diferite de amestecare.
- Cu un mixer electric de mână, începeți să bateți albușurile până devin super spumoase. Adăugați crema de tartru și bateți până se formează vârfuri tari.
- În vasul cu gălbenușuri de ou, adăugați crema de brânză și puțină sare. Bateți până când gălbenușurile devin galbene pal.
- Combinați albușurile spumă în amestecul de brânză cremă. Amesteca bine.
- Faceți fursecuri și puneți-le pe tava.
- Coaceți aproximativ 30-40 de minute. Cand sunt gata, le lasam sa se raceasca pe un gratar si servim.

NUTRIȚIE: Calorii 59,99 | Grăsimi totale 5,09 g | Carbohidrați neți: 0,56 g | Proteine 2,93 g)

89. Înghețată cu căpșuni sălbatice

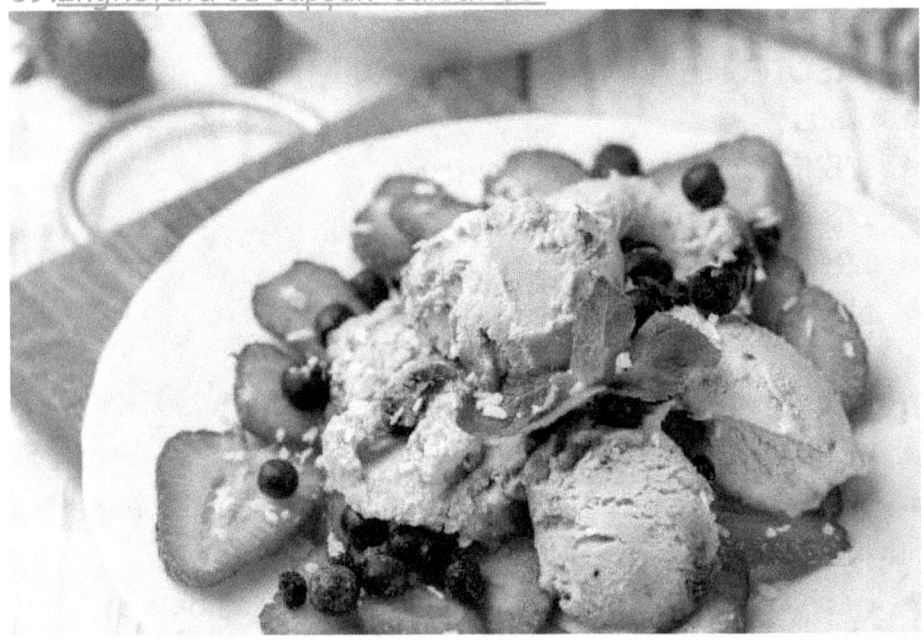

Timp total: 5 MIN| Portie: 4

INGREDIENTE:
- 1/2 cană căpșuni sălbatice
- 1/3 cană cremă de brânză
- 1 cană smântână groasă
- 1 lingura suc de lamaie
- 1 lingurita extract pur de vanilie
- 1/3 cană din îndulcitorul tău preferat
- Cuburi de gheata

INSTRUCȚIUNI:
- Pune toate ingredientele într-un blender. Se amestecă până se încorporează totul bine.
- Dati la frigider 2-3 ore inainte de servire.

NUTRIȚIE: Calorii 176,43 | Grăsimi totale 17,69 g | Carbohidrați neți: 3,37 g | Proteine 1,9g | Fibre 0,39 g)

90. Mini Cheesecakes cu Lămâie

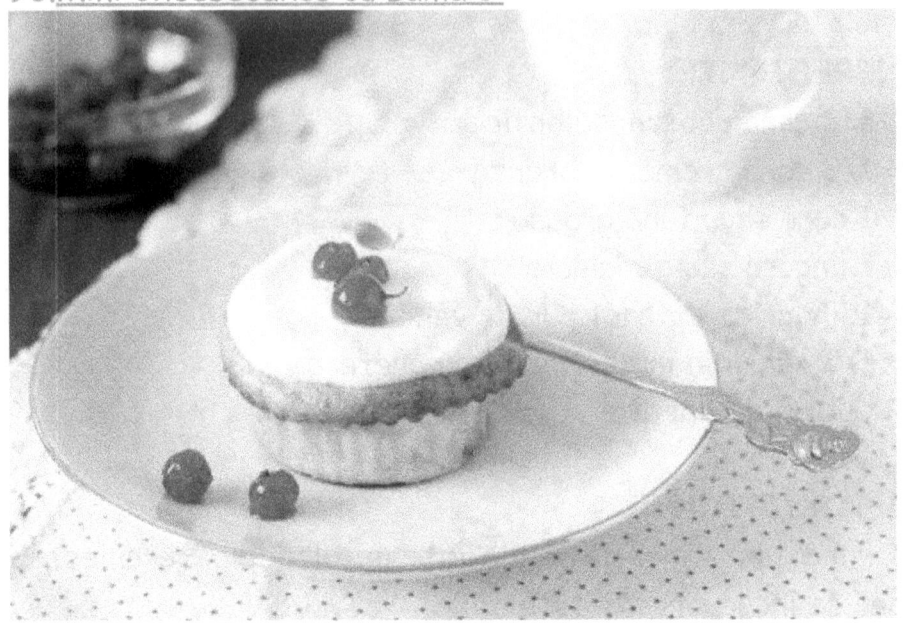

Timp total: 5 MIN| Servire: 6

INGREDIENTE:

- 1 lingura coaja de lamaie, rasa
- 1 lingurita suc de lamaie
- ½ linguriță pudră de stevia sau (Truvia)
- 1/4 cană ulei de cocos, înmuiat
- 4 linguri de unt nesarat, inmuiat
- 4 uncii cremă de brânză (cremă groasă)

INSTRUCȚIUNI:

- Amestecă toate ingredientele împreună cu un mixer de mână sau un blender până când devine omogen și cremos.
- Pregătiți o formă de cupcake sau de brioșe cu 6 folii de hârtie.
- Se toarnă amestecul în tava pregătită și se pune la congelator timp de 2-3 ore sau până când se întărește.
- Stropiți cupele cu coajă suplimentară de lămâie. Sau încercați să folosiți nuci tocate sau nucă de cocos mărunțită, neîndulcită.

NUTRIȚIE: Calorii 213 | Grasimi totale 23g | Carbohidrați neți: 0,7 g | Proteine 1,5g | Fibre: 0,1 g)

91. Patrate cu unt de arahide fudgy

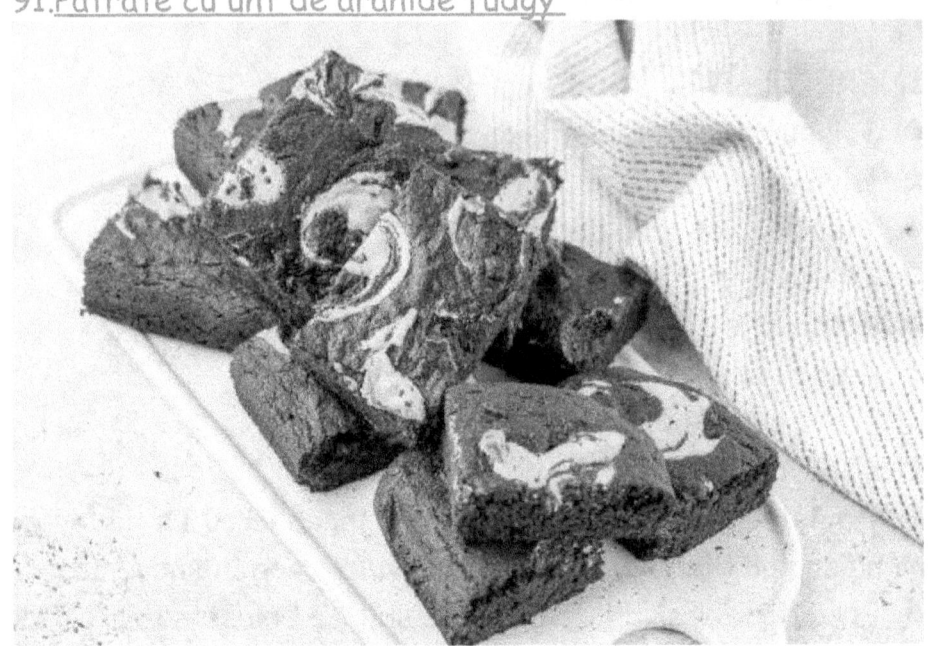

Timp total: 10 MIN| Porții: 12

INGREDIENTE:
- 1 cană de unt de arahide cremos natural
- 1 cană ulei de cocos
- 1/4 cana lapte de migdale vanilat neindulcit
- un praf de sare de mare grunjoasă
- 1 lingurita extract de vanilie
- 2 linguri stevia lichida (optional)

INSTRUCȚIUNI:
- Într-un castron sigur pentru cuptorul cu microunde, înmoaie untul de arahide și uleiul de cocos împreună. (Aproximativ 1 minut la foc mediu-mic.)
- Combinați untul de arahide înmuiat și uleiul de cocos cu ingredientele rămase într-un blender sau robot de bucătărie.
- Se amestecă până se combină bine.
- Se toarnă într-o tavă de pâine de 9X4" care a fost tapetată cu hârtie de pergament.
- Se da la frigider pana se vede. Aproximativ 2 ore.
- Bucurați-vă.

NUTRIȚIE: Calorii 292 | Grăsimi totale 28,9 g | Carbohidrați neți: 4,1 g | Proteine 6g | Fibre 1,4 g)

92.Patratele de lamaie si crema de nuca de cocos

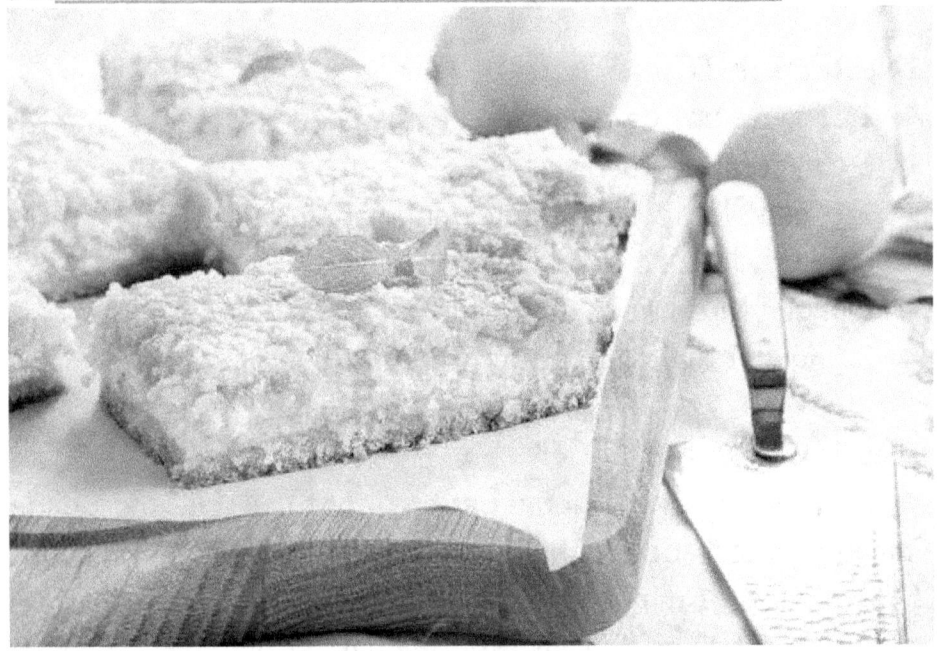

Timp total: 1 HR 5 MIN| Porții: 8)

INGREDIENTE:
BAZA:
- 3/4 cană fulgi de cocos
- 2 linguri ulei de cocos
- 1 lingura migdale macinate

CREMĂ:
- 5 ouă
- 1/2 suc de lamaie
- 1 lingura faina de cocos
- 1/2 cană îndulcitor Stevia

INSTRUCȚIUNI:
PENTRU BAZĂ
- Preîncălziți cuptorul la 360 F.
- Intr-un castron punem toate ingredientele de baza si cu mainile curate amestecam totul bine pana se inmoaie.
- Ungeți o tavă dreptunghiulară pentru cuptor cu ulei de cocos. Se toarnă aluatul într-o tavă de copt. Coaceți timp de 15 minute până se rumenesc. Se da deoparte la racit.

PENTRU CREMA
- Într-un castron sau blender, amestecați: ouăle, sucul de lămâie, făina de cocos și îndulcitorul. Se toarnă peste tortul copt uniform.
- Dați tava la cuptor și coaceți încă 20 de minute.
- Când este gata, dați la frigider pentru cel puțin 6 ore. Tăiați cubulețe și serviți.

NUTRIȚIE: Calorii 129 | Grasimi totale 15g | Carbohidrați neți: 1,4 g | Proteine 5g | Fibre 2,25 g)

93.Tort bogat cu unt de migdale și sos de ciocolată

Timp total: 10 MIN| Porții: 12

INGREDIENTE:
- 1 cană unt de migdale sau migdale înmuiate
- 1/4 cana lapte de migdale, neindulcit
- 1 cană ulei de cocos
- 2 linguri indulcitor lichid Stevia dupa gust

GARNITURA: SOS DE CIOcolata
- 4 linguri cacao pudra, neindulcita
- 2 linguri de unt de migdale
- 2 linguri de indulcitor Stevia

INSTRUCȚIUNI:
- Topiți uleiul de cocos la temperatura camerei.
- Adaugati toate ingredientele intr-un bol si amestecati bine pana se omogenizeaza.
- Turnați amestecul de unt de migdale într-o farfurie tapetată cu pergament.
- Pune la frigider timp de 3 ore.
- Într-un castron, amestecați toate ingredientele pentru topping. Se toarnă peste prăjitura de migdale după ce a fost întărită. Tăiați cubulețe și serviți.

NUTRIȚIE: Calorii 273 | Grăsimi totale 23,3 g | Carbohidrați neți: 2,4 g | Proteine 5,8g | fibre 2g)

94. Tort cu unt de arahide acoperit cu sos de ciocolata

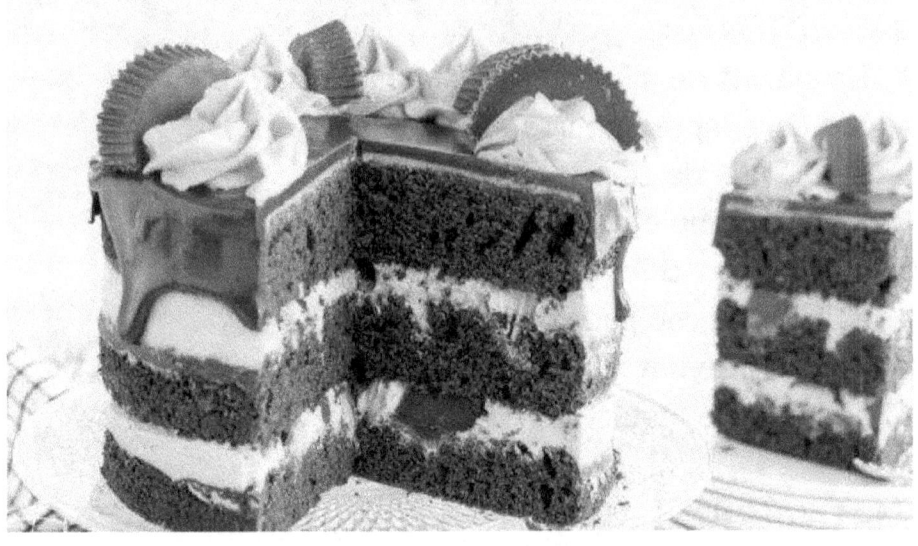

Timp total: 10 MIN| Porții: 12

INGREDIENTE:
- 1 cană unt de arahide
- 1/4 cana lapte de migdale, neindulcit
- 1 cană ulei de cocos
- 2 linguri indulcitor lichid Stevia dupa gust

GARNITURA: SOS DE CIOcolata
- 2 linguri ulei de cocos, topit
- 4 linguri cacao pudra, neindulcita
- 2 linguri de indulcitor Stevia

INSTRUCȚIUNI:
- Într-un bol cu microunde amestecați uleiul de cocos și untul de arahide; se topește la cuptorul cu microunde timp de 1-2 minute.
- Adăugați acest amestec în blender; se adauga restul ingredientelor si se amesteca bine pana se omogenizeaza.
- Turnați amestecul de arahide într-o tavă sau un platou tapetată cu pergament.
- Se da la frigider pentru aproximativ 3 ore; cu cât mai lung, cu atât mai bine.
- Într-un castron, amestecați toate ingredientele pentru topping. Turnați peste bomboana cu arahide după ce a fost întărită. Tăiați cubulețe și serviți.

NUTRIȚIE: Calorii 273 | Grasimi totale 27g | Carbohidrați neți: 2,4 g | Proteine 6g | Fibre 2g)

SMOOTHIES

95. Smoothie verde cu nucă de cocos

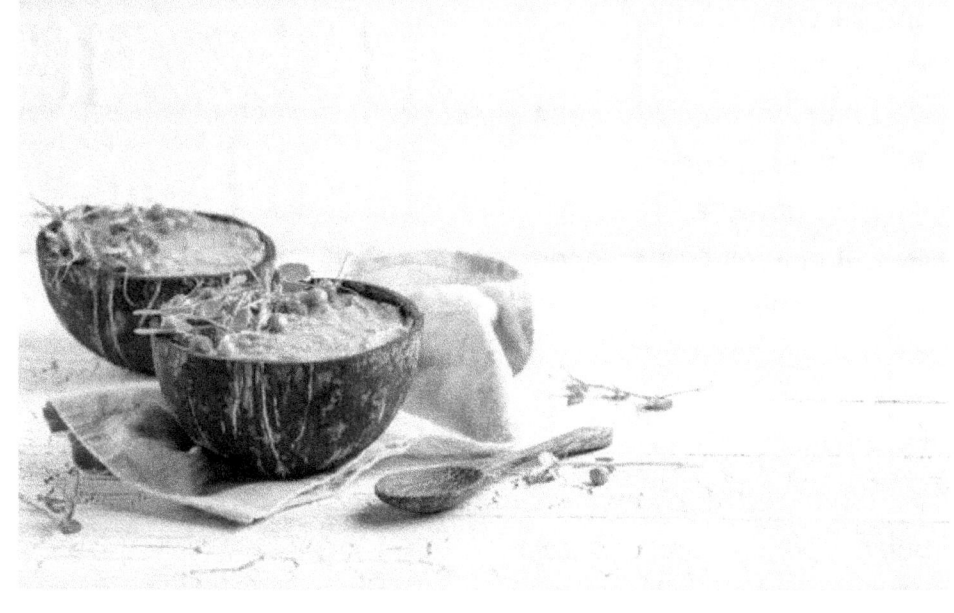

Timp total: 10 MIN| Servire: 2

INGREDIENTE:
- 1 cană lapte de cocos
- 1 măr verde, fără miez și tocat
- 1 cană spanac
- 1 castravete
- 2 linguri nuca de cocos ras
- 1/2 cană apă
- Cuburi de gheață (dacă este necesar)

INSTRUCȚIUNI:
- Pune toate ingredientele și gheața într-un blender; pulsați până la omogenizare.
- Serviți imediat.

NUTRIȚIE: Calorii 216,57 | Grăsimi totale 16,56 g | Carbohidrați neți: 8,79 g | Proteine 2,88g | Fibre: 4 g)

96. Smoothie Diavolul Verde

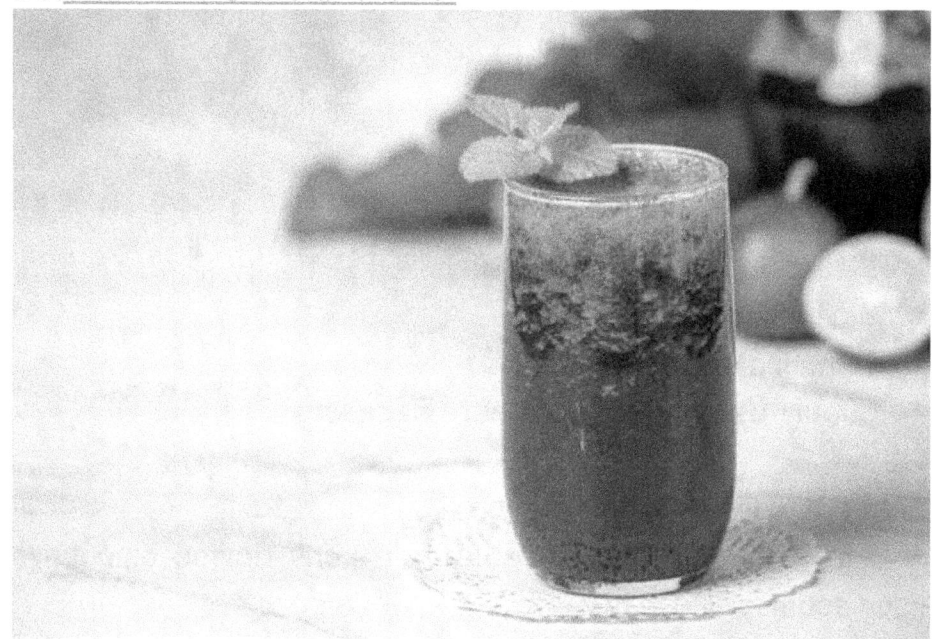

Timp total: 10 MIN| Servire: 2

INGREDIENTE:
- 3 căni de varză, proaspătă
- 1/2 cană iaurt de cocos
- 1/2 cană broccoli, buchețele
- 2 tulpini de telina, tocate
- 2 căni de apă
- 1 lingura suc de lamaie
- Cuburi de gheață (dacă este necesar)

INSTRUCȚIUNI:
- Amestecați toate ingredientele până devine omogen și ușor spumos.

NUTRIȚIE: Calorii 117,09 | Grăsimi totale 4,98 g | Carbohidrați neți: 1,89 g | Proteine 4,09g | Fibre 6,18 g)

97. Green Dream Zero-Belly Smoothie

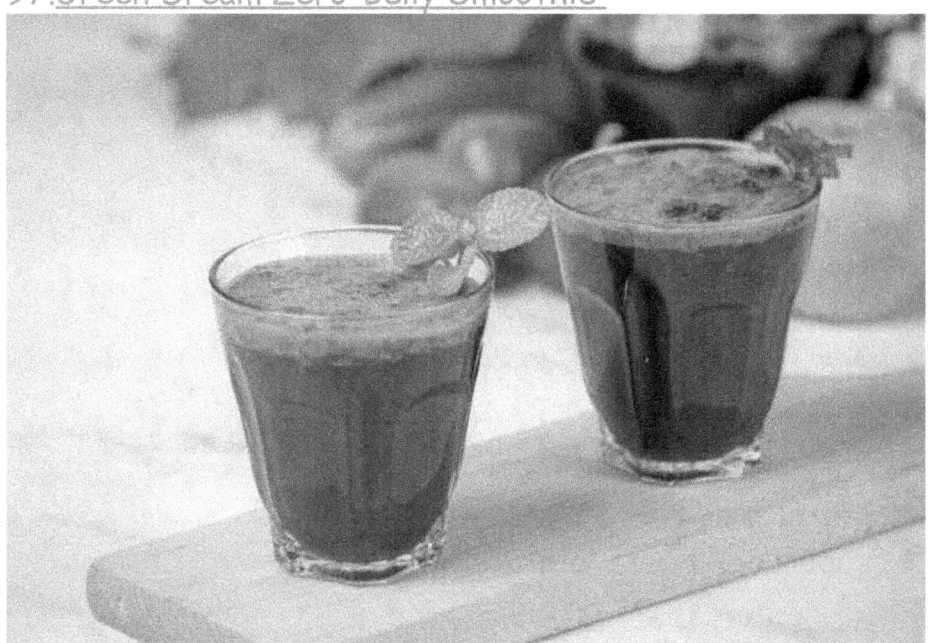

Timp total: 10 MIN| Portie: 4

INGREDIENTE:
- 1 cană castraveți cruzi, curățați și tăiați felii
- 4 căni de apă
- 1 cana salata romana
- 1 cană de avocado Haas
- 2 linguri busuioc proaspăt
- Îndulcitor la alegere (opțional)
- O mână de nuci
- 2 linguri patrunjel proaspat
- 1 lingura de ghimbir proaspat ras
- Cuburi de gheata (optional)

INSTRUCȚIUNI:
- Într-un blender, combinați toate ingredientele și amestecați până la omogenizare.
- Adăugați gheață dacă este folosit. Se serveste rece.

NUTRIȚIE: Calorii 50,62| Grăsimi totale 3,89 g | Carbohidrați neți: 1,07 g | Proteine 1,1 g | Fibre 2,44 g)

98. Smoothie cu țelină și nuci fără burtă

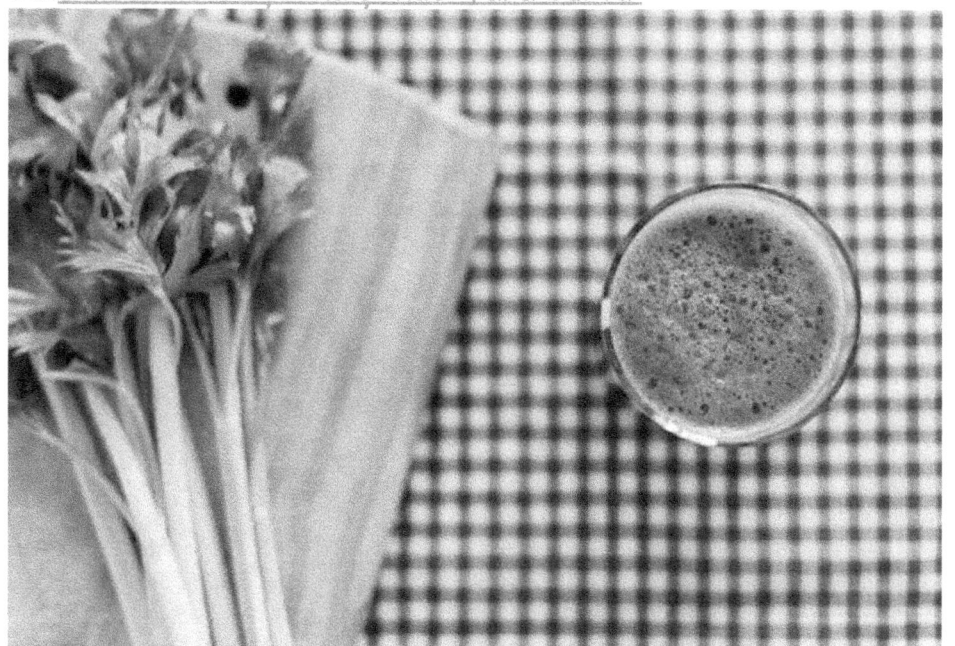

Timp total: 10 MIN| Servire: 2

INGREDIENTE:
- 2 tulpini de telina
- 1 cană frunze de spanac, tăiate grosier
- 1/2 cana nuci fistic (nesarate)
- 1/2 avocado, tocat
- 1/2 cană lime, suc
- 1 lingura de seminte de canepa
- 1 lingura migdale, inmuiate
- 1 cană apă de cocos
- Cuburi de gheata (optional)

INSTRUCȚIUNI:
- Adăugați toate ingredientele într-un blender cu câteva cuburi de gheață și amestecați până la omogenizare.

NUTRIȚIE: Calorii 349,55 | Grăsimi totale 17,88g | Carbohidrați neți: 5,01 g | Proteine 11,08g | Fibre 9,8 g)

99. Smoothie de lime și mentă

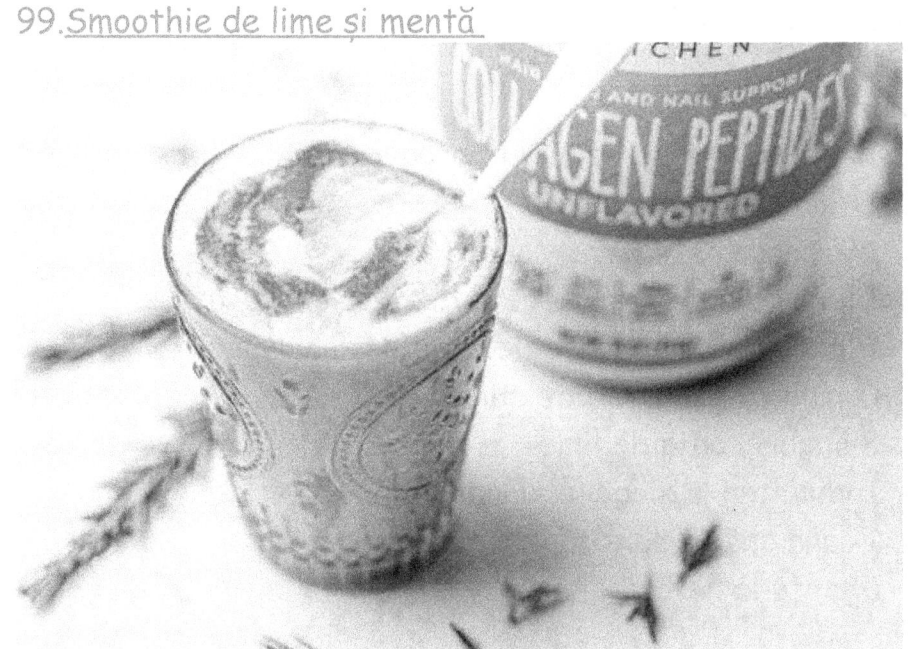

Timp total: 5 MIN| Portie: 4

INGREDIENTE:
- 1/4 cană frunze de mentă proaspătă
- 1/4 cană suc de lămâie
- 1/2 cana castravete, tocat
- 1 lingura frunze proaspete de busuioc, tocate
- 1 lingurita de seminte de chia (optional)
- O mână de semințe de chia
- 3 linguri coaja de lime
- Îndulcitor la alegere, după gust
- 1 cană apă, împărțită
- Gheață la nevoie

INSTRUCȚIUNI:
- Pune toate ingredientele într-un blender sau robot de bucătărie. Pulsați până la omogenizare.
- Umpleți pahare cu gheață, turnați limeadă în fiecare pahar și savurați.

NUTRIȚIE: Calorii 28,11 | Grăsimi totale 1,16 g | Carbohidrați neți: 0,75 g | Proteine 0,84g | Fibre 1,98 g)

100. Smoothies cu varză cu grepfrut roșu

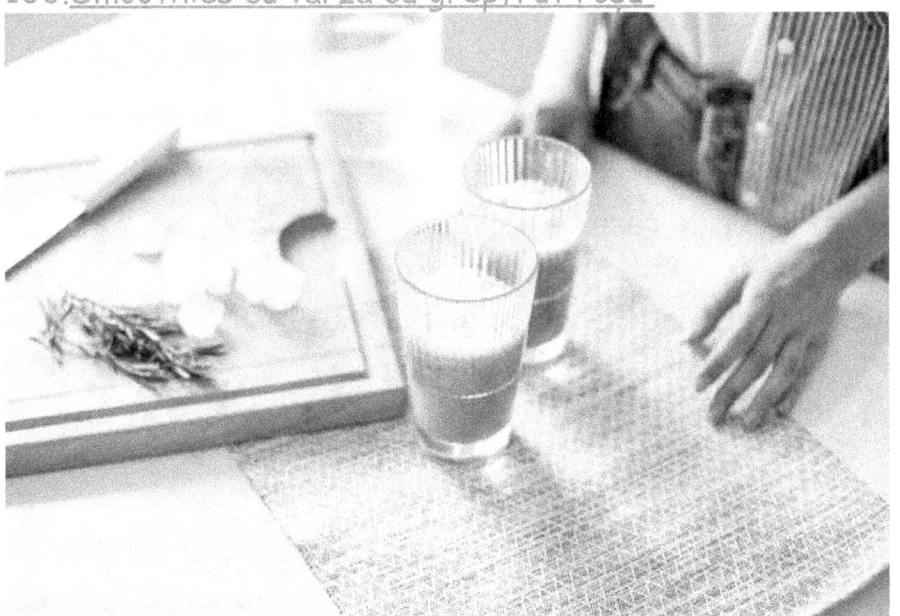

Timp total: 10 MIN| Portie: 4

INGREDIENTE:
- 2 căni de pepene galben
- 1/4 cană căpșuni proaspete
- 8 oz iaurt de cocos
- 2 cesti frunze de varza, tocate
- 2 linguri de îndulcitor pe gustul tău
- 1 gheață după cum este necesar
- 1 cană de apă

INSTRUCȚIUNI:
- Curățați grapefruitul și îndepărtați semințele.
- Combinați toate ingredientele într-un blender electric și amestecați până se omogenizează. Adăugați gheață dacă este folosit și serviți.

NUTRIȚIE: Calorii 260,74 | Grăsimi totale 11,57g | Carbohidrați neți: 2,96 g | Proteine 4,42g | Fibre 7,23 g)

CONCLUZIE

Pe măsură ce încheiem această călătorie transformatoare, sperăm că Cartea de bucate Zero Belly te-a inspirat să îmbrățișezi o abordare hrănitoare și echilibrată a alimentației. Rețetele și principiile împărtășite în această carte de bucate sunt concepute pentru a vă ajuta să obțineți un corp mai sănătos și o viață mai fericită și mai energică.

Cu Cartea de bucate Zero Belly, ai instrumentele necesare pentru a face schimbări pozitive în obiceiurile tale alimentare. Fiecare rețetă este concepută cu atenție pentru a vă oferi nutrienții de care aveți nevoie, susținând în același timp pierderea în greutate și obiectivele generale de sănătate. Prin adoptarea abordării Zero Belly, nu adoptați doar o dietă pe termen scurt, ci mai degrabă un stil de viață pe termen lung care promovează sănătatea și bunăstarea durabile.

Așadar, pe măsură ce îți continui drumul către o tine mai sănătoasă, lasă Cartea de bucate Zero Belly să fie însoțitorul tău de încredere, oferindu-ți rețete hrănitoare, sfaturi utile și un sentiment de împuternicire. Îmbrățișați puterea ingredientelor sănătoase, a mâncatului atent și a unei abordări echilibrate a nutriției. Fiecare masă pe care o pregătiți din această carte de bucate este o oportunitate de a vă hrăni corpul și de a face alegeri care vă susțin bunăstarea generală.

Fie ca bucătăria să fie plină de aromele ingredientelor hrănitoare, de bucuria de a găti și de satisfacția de a-ți hrăni corpul cu mese delicioase. Noroc pentru un tine mai sănătos și o viață plină de vitalitate și bunăstare!

www.ingramcontent.com/pod-product-compliance
Lightning Source LLC
LaVergne TN
LVHW021700060526
838200LV00050B/2434